陈修园
著

余育元
点校

俞慎初
俞长荣
黄春源
陈竹友
审阅

中医启蒙经典·名家校注南雅堂陈修园医书

女科要旨

 海峡出版发行集团
THE STRAITS PUBLISHING & DISTRIBUTING GROUP
| 福建科学技术出版社
FUJIAN SCIENCE & TECHNOLOGY PUBLISHING HOUSE

图书在版编目（CIP）数据

女科要旨 /（清）陈修园著；余育元点校 . —福州：
福建科学技术出版社，2019.10（2025.6 重印）
（中医启蒙经典 . 名家校注南雅堂陈修园医书）
ISBN 978-7-5335-5929-8

Ⅰ . ①女… Ⅱ . ①陈… ②余… Ⅲ . ①中医妇产科学 –
中国 – 清代 Ⅳ . ① R271

中国版本图书馆 CIP 数据核字（2019）第 120736 号

书　　名　女科要旨
　　　　　中医启蒙经典·名家校注南雅堂陈修园医书
著　　者　陈修园
点　　校　余育元
审　　阅　俞慎初　俞长荣　黄春源　陈竹友
出版发行　福建科学技术出版社
社　　址　福州市东水路 76 号（邮编 350001）
网　　址　www.fjstp.com
经　　销　福建新华发行（集团）有限责任公司
印　　刷　北京兰星球彩色印刷有限公司
开　　本　700 毫米 ×1000 毫米　1/16
印　　张　7.5
字　　数　96 千字
版　　次　2019 年 10 月第 1 版
印　　次　2025 年 6 月第 2 次印刷
书　　号　ISBN 978-7-5335-5929-8
定　　价　45.00 元
　　　　　书中如有印装质量问题，可直接向本社调换

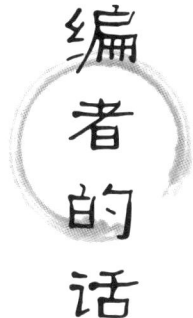

编者的话

陈修园（1753—1823），福建古代名医之一，其善于继承整理古典医籍，功力深厚，涉猎广泛，博采众长，学术上医文并重，法古而不泥古，继承创新并举。他注疏经典，启迪后人，是一位中医科普大家和卓越的教育家。

此套16种陈修园医书（原丛书名为"新校注陈修园医书"）自20世纪80年代由我社出版以来，深受广大中医爱好者和海内外中医界同仁的喜爱，同人脍炙，梨枣再易，总印数达50多万册，并先后荣获首届全国优秀医史文献图书暨中医药工具书银奖、全国首届古籍整理图书三等奖等多项省部级与国家级奖项。为了更好地阐发其学术价值，增强可读性，此次按现行编辑规范全面重新审读和梳理，定名为"中医启蒙经典·名家校注南雅堂陈修园医书"。

与其他陈修园医学丛书不同的是，本套丛书校注者不乏闽派著名临床医家、医史学家、我国首批 500 名老中医专家，他们中有原福建中医学院院长俞长荣、享医史界"南俞北马"之誉的"南俞"俞慎初教授、五世医家的林庆祥中医师。其次，此套丛书校注既遵从医古文规范精妙到位，又贴合临床，从临床角度多有发挥，更切实用性与启发性。为了凸显本套丛书的校注特色，我们基本还原和保留了校注者的校注原貌。

值此丛书问世之际，我们深切怀念"新校注陈修园医书"的倡导者、组织者、策划者——我国已故著名中医学家、医史大家俞慎初教授。此次，由俞慎初之女、"新校注陈修园医书"原责任编辑、我社原副社长副总编辑俞鼎芬编审组织联系，我们再次探访了几位校注者。在重新整理此丛书的过程中，我们深为老一辈中医药专家对中医事业的认真执着、无私奉献和不懈追求的精神所感动。他们的精神永远铭刻在我们心中，并激励着后人求索奋进。

由于原版书校注年代久远，经过多方努力，仍无法与所有校注者一一取得联系，望校注者或其亲属看到此套丛书后尽快与我社联系，我们将按有关规定寄赠样书并付稿酬。

再次感谢为此套丛书出版倾注大量心血的前辈们！

编者

2019 年 5 月

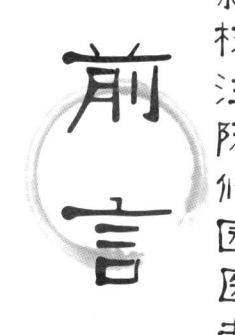

前言

新校注陈修园医书

陈修园（1753—1823），名念祖，福建长乐人。他学识渊博，医理精湛，不仅是一位富有创见的医学理论家和医术超群的临床家，同时也是一位杰出的中医科普作家。

陈氏热爱祖国医学，以继承、发扬这一宝贵的民族文化遗产为己任，孜孜不倦地为之奋斗终身。他对古典医籍的钻研，功力深厚，涉猎广泛，并博取众长，结合个人实践体会，写出许多著作，因而自成一家。特别可贵的是，他不鄙薄貌似浅易的中医普及工作，数十年如一日，本着"深入浅出，返博为约"的精神，采用通俗易懂的文字，阐释古奥艰深的中医学理，为后学者开启了升堂入室的方便之门。

陈氏著作颇多，业经肯定的有《神农本草经读》《时方歌括》《时方妙用》《医学三字经》《医学实在易》《医学从众录》《伤寒论浅注》《金匮要略浅注》《伤寒真方歌括》《金匮方歌括》《长沙方歌括》《景岳新方八阵砭》《灵素集注节要》《女科要旨》《十药神书注解》《伤寒医诀串解》等十六种，包括了从基础到临床，从入门、普及到提高等方面的内容，体现了陈氏的理论、心法和经验。其文字质朴洗炼，畅达优美，歌诀音韵，脍炙人口；其内容深入浅出，切于实用。有人称道他的文章是"连篇累牍而不繁，寥寥数语而不漏"。他的著作，一百多年来流传广泛、影响深远，成为中医自学与教学的重要书籍。

因此，搜集、整理陈氏的医学论著，并加以发扬光大，是中医学术界一项责无旁贷的任务。为此，我们选择了陈修园著作的适当版本，进行了校勘、注释和标点断句，并由福建科学技术出版社分册出版。

祖国医学在漫长的历史发展过程中，虽然几经摧残，但仍人才辈出，代有名家，经验日益丰富，理论不断发展。此中道理，值得探讨。我们希望通过陈修园著作的校注出版，有助于更好地，全面、系统、深入地研究陈氏的学术成就和学术思想；有助于探索中医名家的成长道路，摸索中医人才的培养规律；同时，也给中医临床、教学、授徒与自学提供一份宝贵的参考资料。

然而，由于时代的局限和遵古太甚，陈氏对于祖国医药学的发展，难免认识不足，对持不同学术观点医家的批评，未免失之过激，这是学习、研究陈修园学术思想时应该注意的问题。

中华全国中医学会福建分会
"新校注陈修园医书"校注组
1981 年 8 月

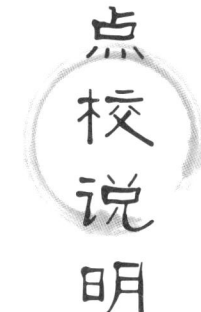

点校说明

一、本书以上海锦章书局印行的《南雅堂医书全集》为底本，并参考人民卫生出版社 1959 年出版的《女科要旨》及其他有关医籍进行校勘。

二、本书卷次、门类均依底本排列。底本中的双行小字，今统一改为单行小字。底本繁体字竖排，今改为简化字横排，并采用现代标点。排式变更造成的文字含义变化，予径改，如"右水煎服"改为"上水煎服"。

三、底本目录与正文有出入时，依据正文内容予以调整，力求目录与正文标题一致，不另加注。

四、凡底本无误，校本有误的，不改不注。底本引文虽有化裁，但文理通顺又不失原意者，不改不注。唯底本有误或引文改变原意时，方据情酌改，或仍存其旧，并酌情出注。

五、底本中的通假字、古今字，或改为简化字，或保留原字并酌情出注。异体字均改为简化字。

六、底本中某些中药名和中医专业术语与今通行名不同者，为保持古书原貌和时代特色，不作修改。

七、底本中疑难字句、冷僻字，以及不易理解的词句、典故、重要的特殊术语等，酌情简要出注。凡校注之文，仅在首次出现时予以注释说明，再次出现从略。

八、为保持古籍原貌，底本的观点及理论不作任何删改，药物剂量亦采用旧制，个别当今已禁用或改用替代品的药物也未作改动，请读者注意甄别。

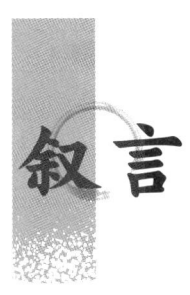

叙言

　　医者，意也[1]。《灵》《素》具在[2]，非神而明之[3]，则拘守成方，将为斯世厉[4]。顾医难[5]，而医妇人女子尤难。昔人以小儿为哑科，窃意女科亦然[6]。盖小儿不能言，而妇女则言不能尽，惟得之指下[7]，洞见乎脉与证之相符，庶不致于差谬矣[8]。

　　吴航陈修园先生[9]，儒也。幼读岐黄[10]，语即精其理，一切时医之

---

〔1〕意：心中有所忆念，欲做而尚未去做的，叫做意。李念莪（明代人，著《内经知要》一书）说："心已起而未有定属者，意也。"赵学敏说："医者，意也，用药不如用意。治有未效，必以意求。苟意入元微，自理有洞解，然后用药，无不立验。"

〔2〕《灵》《素》：《灵》，即《灵枢》，一名《针经》。《素》，即《素问》。

〔3〕神而明之：意为用心思考，领会其精神实质。

〔4〕将为斯世厉：将给世人带来祸害。斯，此。厉，祸患，危险。

〔5〕顾：但是。

〔6〕窃意：即我私下（个人）的意见。窃，犹言私。常用以表示个人意见的谦词。

〔7〕指下：即切脉的意思。《脉经序》曰："在心易了，指下难明。"

〔8〕庶：庶几；差不多。

〔9〕吴航：福建长乐的别称。

〔10〕岐黄：岐伯与黄帝的合称。这里指的是读《黄帝内经》一书。

论，能力穷其非〔1〕，引而归于至正〔2〕。旋由科举出为邑宰〔3〕，以四诊法佐抚字〔4〕，至今燕南赵北人犹颂之〔5〕。先生不欲秘活人方，既手刊各种书，又遗属尽刻所著〔6〕，令嗣遵之〔7〕，次第行于世，为世利赖〔8〕。今令孙心典一兄，又以医学成先志。检先生所选女科要旨，将付梓人〔9〕，以年与君家世有往来之谊〔10〕，命作弁言〔11〕。余既心好先生书，复嘉其后人之能善承家学，存心济人，功诚伟焉。不揣固陋〔12〕，因为之序，侯官林鸿年拜手〔13〕。

　　心典少随任北直〔14〕，获睹先大父公余之暇〔15〕，命先伯父拟注《伤寒

---

〔1〕穷：推究到极点。

〔2〕归于至正：归到正当的。

〔3〕邑宰：旧县令的别称。

〔4〕抚字：对子女的爱护、养育。旧时亦用以称颂官吏治理民政。

〔5〕燕（yān 烟）南赵北：燕，古河北省的别称。燕南赵北，即指河北省。

〔6〕属：通"嘱"。

〔7〕嗣：子孙。

〔8〕为世利赖：于世人有利。利，好处。赖，依靠。

〔9〕梓人：古代木工之一。此当指从事印刷的人。梓，雕制印书的木板。

〔10〕君：对人表示客气所用的称呼。

〔11〕弁（biàn 变）言：弁，古代的一种帽子。因谓书籍冠于卷首相当于前言或序文一类的文字为弁言。

〔12〕不揣固陋：不考虑或不估量自己才疏学浅，见识鄙陋。不揣：谦辞，不自量。固陋，固塞鄙陋，谓识见浅少。

〔13〕侯官："侯"原作"候"，清以后通作"侯"。即今福建闽侯县属。　林鸿年：字勿村。清代道光进士，官至云南巡抚。罢官后，掌教福州鳌峰书院二十余年，颇有造就。　拜手：古代男子跪拜礼的一种。既跪，两手拱合，俯头至手心平，而不至地，故也叫"空首"。此处表示谦虚。

〔14〕北直：即北直隶，即直隶于北京的地区。

〔15〕大父：即祖父。　暇：空闲，没有事的时候。

论浅注》为前集[1]，命先君拟注《金匮要略浅注》为后集[2]，剖晰详明，以示来者。更遗《女科要旨》一书，命先君韵拟之，未及付梓[3]。回忆当年，典与弟心兰伏读之余，不胜霜露之感[4]，忽忽几数十春秋矣[5]。是书也，吾祖所殚精瘁虑[6]，以期有裨于世者[7]，不能梓而行之，则吾之责也。谨校之以付攻木氏[8]。

辛丑荔月[9]长孙心典谨识

〔1〕《伤寒论浅注》：陈修园医书之一，六卷，刊于1803年。本书在原王叔和整理的《伤寒论》原文的基础上删去《平脉辨脉篇》，于原文中加夹注诠解。注文以张隐庵、张令韶二家学说为主，兼采各家以求阐明经旨，内容较为简明。

〔2〕《金匮要略浅注》：陈修园医书之一，十卷，刊于1803年。体例、编法类似《伤寒论浅注》。

〔3〕付梓：古书先雕木板后印刷，因称刊印书籍为"付梓"。后亦用以通称书籍付印。

〔4〕霜露之感：悲凉之感。

〔5〕忽忽：不知不觉地。表示时间过得很快。

〔6〕殚（dān 单）精瘁（cuì 粹）虑：竭尽精力，鞠躬尽瘁。殚，尽。瘁，过度劳累。

〔7〕裨（bì 币）：益也。引申为补益。

〔8〕攻木氏：刻书的人。攻，制造，加工。

〔9〕辛丑：清道光二十一年，即1841年。 荔月：指的是荔枝成熟的六月份。

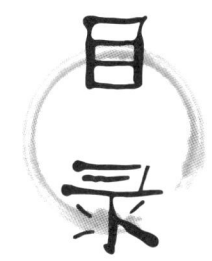

目录

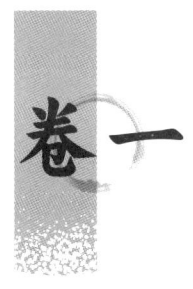

卷一

调　经

　　门人问曰：妇人以血为主，医者辄云血海^[1]，可以实指其所在乎？

　　陈修园曰：人身之血海，胞也^[2]。居膀胱之外，而为膀胱之室。《经》云^[3]：冲脉、任脉皆起于胞中，是男女皆有此血海^[4]。但男则运而行之，女则停而止之。运行者无积而不满，故阳气应日而一举；停止者有积而始满，故阴血应月而一下。此男女天癸之总根也^[5]。而妇人一科，专以

〔1〕辄：即；就。

〔2〕胞：指子宫。《灵枢·水胀》曰："石瘕生于胞中。"

〔3〕《经》：即《内经》。

〔4〕血海：冲脉的别名。古人认为十二经的血脉都流入冲脉，所以叫血海。《灵枢·海论》曰："冲脉者为十二经之海。"《素问·上古天真论》曰："冲为血海。"（王冰注）

〔5〕天癸：即再生之源，亦谓先天之根。人之未生，天癸蕴系于父母，即生之后则化为自身之原气。此气在后天的营养下，逐步发育旺盛成熟。故一般女子在二七、男子在二八天癸即至。女子月事以时下，男子精气溢泻，是天癸成熟的表现。但天癸并不是指月经和精液，而是一种促进男精女血（月经）产生再生能力的物质。这种物质是由"肾"化生的，又叫做先天之本。

月事为主。《经》云："任脉通[1]，太冲脉盛[2]，月事以时下，故能有子。"盖时者，满三旬之期而一下，以象月盈则亏，下之不失其期，故名月信。

门人高子问曰：女科中好手甚少，不可不大为之振作。因执女科书数十种，属余择而授之。

余遍阅大有悟曰：古人以月经名为月信[3]，不止命名确切，而月事之有无、多少、迟速，及一切治疗之原委，无不包括于"信"字之中。夫五行之土，犹五常之信也[4]。脾为阴土，胃为阳土，而皆属信。信则以时而下，不愆其期[5]。虽曰心生血，肝藏血，冲任督三脉俱为血海，为月信之原，而其统主则惟脾胃。脾胃和则血自生，谓血生于水谷之精气也。若精血之来[6]，前后、多少、有无不一，谓之不调，不调则为失信矣。《经》云：土太过则敦阜。阜者，高也；敦者，厚也。既高而又厚，则令除去，宜用平胃散加大黄、白芍药、枳实、桃仁之类。《经》又云：土不及则卑监。卑者，下也；监者，陷也，坑也。既下而又陷坑，则令培补，宜六君子汤加芎、归、柴、芍及归脾汤之类。此言经水不调以虚实分之也[7]。

---

〔1〕任脉：奇经八脉之一，主胞胎，为阴经经脉之海。本经有病时，主要表现为疝气、月经不调、崩漏、赤白带下、不孕、癥瘕等症。

〔2〕太冲脉：一般称为冲脉，也是奇经八脉之一。和任脉同起于少腹之内的胞中，循腹上行，为经血之海。本经的病候，主要表现为哮喘、腹痛、肠鸣、月经不调、不孕等症。

〔3〕月信：即月经。出《脉经》。又名月事、月水。指胞宫周期性出血的生理现象。除妊娠及哺乳期外，通常是一月来潮一次，持续三至七天。因其每月按期而来，故称。信，诚实，信用。

〔4〕五常：指仁、义、礼、智、信。儒家用以配合"三纲"，作为维护封建等级制度的道德教条。

〔5〕愆（qiān 牵）期：过期失误。约期而失信。

〔6〕精血：血的生成，本源于先天之精。人在出生以后，血液的再生，来源于后天饮食，靠中焦脾胃的气化，吸收饮食中的精微物质加以变化而成。精的生成，同样是靠后天饮食的化生，所以有"精血同源"之说。

〔7〕经水：指月经。

又有以阴阳偏胜分之者[1]。许叔微云[2]：妇人病多是月经乍多乍少[3]，或前或后，时发疼痛，医者一例呼为经病[4]，不辨阴胜阳、阳胜阴，所以服药少效。盖阴气胜阳气，则胞寒气冷，血不运行，《经》所谓天寒地冻，水凝成冰，故令乍少，而在月后；或断绝不行。若阳气胜阴，则血气散溢，《经》所谓夏暑地热，经水沸腾，故令乍多，而在月前。或一月数下，或崩漏不止。当"别其阴阳，调其气血，使不相乖[5]，以平为期"，此叔微统论阴阳之道也。而余则以"阴阳"二字，专指脾胃而言。盖脾者，太阴之湿土也，不得阳明燥气以调之，则寒湿盛；而阴独胜，阴道常虚，即《内经》"卑监"之旨也。胃者，阳明之燥土也，不得太阴之湿气以调之，则燥热盛；而阳独胜，阳道常实，即《内经》"敦阜"之旨也。至于用方，以四物汤加香附、茯神、炙草为主，阴胜加干姜、桂、附、吴萸及桃仁、红花之类，阳胜加知、柏、芩、连、门冬之类[6]，平平浅浅中，亦不可废。若求其所以然之妙，《金匮》温经汤一方，无论阴阳、虚实、闭塞、崩漏、老少，善用之无不应手取效。此不特今之习女科者闻之吐舌，即数百年来注《金匮》之家，或识见不到而不能言，或珍为枕秘而不肯言[7]。

---

〔1〕阴阳偏胜：疾病的发生及其病理过程，正是各种原因引致体内阴阳失调的结果。无论病变部位、病势趋向，还是病性寒热以及邪正虚实的消长等，无不体现了阴阳相对两方面的偏胜和偏衰。

〔2〕许叔微：宋代医学家。字知可（1079—1154？）。曾任集贤院学士，故又称他许学士。真州白沙人，一说毗陵人。对伤寒学说很有研究，撰有《伤寒发微论》《伤寒九十论》《伤寒百证歌》《类证普济本事方》。对张仲景的辨证论治理论有进一步阐发和补充，并善于化裁古方，创制新方。

〔3〕乍：忽然；突然。

〔4〕一例：一概。

〔5〕相乖：违背；不正常。

〔6〕门冬：有天冬、麦冬之分，这里指的应是麦门冬。

〔7〕枕秘：藏在枕匣的书。古时枕形如箱箧，中可贮物。此指珍秘的女科书籍。《越绝书·外传枕中》曰："以丹书帛，置之枕中，以为邦宝。"

今修园老矣！不得不择人而传之，但既传之而又嘱之曰：《灵枢经》载黄帝谓雷公曰[1]，此先师之所禁，割臂歃血之盟也[2]。凡思议不可及之方，若轻以示人，则气泄而不神，必择大学问之人，知其居心长厚者，而后授之。

门人问曰：女人之经，一月一行，其常也；或先或后，或通或塞，其病也；间或有不关于病者，愿闻其说。

曰：天下事有常而即有变。妇人当月事之期，其血不下，只见吐血[3]、衄血[4]，或眼耳出血者，是谓倒经逆行[5]；有三月一行者，是谓居经[6]；有一年一行者，是谓避年；有一生不行而受胎者，是谓暗经[7]；有受胎之后，月月行经而产子者，是谓胎盛[8]，俗名垢胎；有受胎数月，血忽大下而胎不坠者，是谓漏胎。此虽异常，而数患之竟不害事也。彼皆以妄为常，而中土失其主信之道，如人无信行，全赖狡诈以成家，君子不为也。大抵妇人患此者，性情亦必乖张[9]。

门人问曰：经候不调既得闻命矣，今愿闻调经之法[10]。

---

〔1〕雷公：传说中黄帝时期的名医。《素问》《灵枢》中有黄帝与雷公谈论医药、针灸的记述。

〔2〕歃（shà 煞）血之盟：是古时候盟会的一种规矩，宰牲（分牛、马、鸡等，因会盟者的身份不同而异），把血抹在嘴上，表示诚意。歃，锦章本作"插"，应以"歃"为是。

〔3〕吐血：亦称呕血。指呕吐血液的一种症状。呕血一般量较多，色多紫暗，常夹有食物残渣。

〔4〕衄血：病症名。多指鼻衄。

〔5〕倒经：又称逆经、经行吐衄。指在月经前或行经期间，经量较少而出现周期性鼻衄或吐血。

〔6〕居经：又称季经。即每隔三个月月经来潮一次。属特异性的生理现象。

〔7〕暗经：指妇女无月经，仍能怀孕生育。属特异性的生理现象。

〔8〕胎盛：又称胎垢、激经。指怀孕后月经仍按月少量来潮，但并无腹痛等其他症状。属特异性的生理现象。待胎儿逐渐成长可以自止。

〔9〕乖张：执拗；违反常情。

〔10〕调经：是治疗月经证的统称。

曰：诸家调经之说，是非参半。而萧慎斋以调经莫先于去病[1]，录李氏之论一条，以分因详证治法，录方氏之论一条，又参以统论二氏之说，深合鄙意[2]，今全录于后。

李氏云：妇人月水循环[3]，纤疴不作而有子[4]。若兼潮热[5]、腹痛，重则咳嗽、汗、呕，或泻。有潮热则血愈消耗，有汗、咳、呕则气往上行，泻则津偏于后，痛则积结于中。是以必先去病，而后可以滋血调经。就中潮热疼痛[6]，尤为妇人常病。盖血滞积入骨髓，便为骨蒸[7]；血滞积瘀，与日生新血相搏，则为疼痛；血枯不能滋养百骸[8]，则蒸热于内；血枯胞络火盛[9]，或挟痰气、食积、寒冷，则为疼痛。凡此诸病，皆阻经候不调，必先去其病，而后可以调经也。

方氏曰：妇人经病，有月候不调者，有月候不通者；然不调不通中，有兼疼痛者，有兼发热者，此分而为四也。细详之，不调中，有趋前者，有退后者；趋前为热，退后为虚。不通中，有血枯者，有血滞者；血滞宜破血[10]，枯宜补也。疼痛中，有时常作痛者，有经前经后作痛者；常时

---

〔1〕萧慎斋：即萧埙。清代医家。撰《女科经纶》一书，刊于 1684 年。全书汇辑历代有关妇科著作中的理论和证治，共列病症 163 种，引录各家论述 7000 余条，并附作者按语，论述颇有条理。

〔2〕鄙：自称谦词。《本草纲目原序》曰："时珍，荆楚鄙人也。"

〔3〕循环：是说事物周而复始的运动。比喻为妇人月经周期性来潮。

〔4〕纤疴（kē 科）：小病。纤，细小。疴，疾病。

〔5〕潮热：病症名。发热起伏如潮水之涨退有时，故名。多见于日晡（傍晚）时，亦称日晡潮热。

〔6〕疼：锦章本作"疚"，当以"疼"为是。

〔7〕骨蒸：为阴蒸劳瘵表现的一种症状，常与潮热并见。《外台秘要》曰："骨髓中热，称为骨蒸。"骨蒸多见于结核性疾病。

〔8〕血枯：古病名。语出《素问·腹中论》。妇女则见月经衰少或经闭。　百骸：泛指人体所有的大小骨骼。原见《庄子·齐物论》。

〔9〕胞络：又名胞脉。即分布在子宫（胞宫）上的脉络，其中包括冲脉和任脉。

〔10〕破血：使用祛瘀药中比较峻烈的药物，达到祛瘀的目的。

〇五

与经前为血积[1]，以经后为血虚也。发热中，有常时发热者，有经行发热者；常时为血虚有积，经行为血虚而有热也。是四者之中，又分为八矣。人之气血周流，忽有忧思忿怒，则郁结不行；经前产后，忽遇饮冷形寒，则恶露不尽。此经候不调，不通作痛，发热所由作也。大抵气行血行，气止血止，故治血病以行气为先，香附之类是也。热则流通，寒则凝塞，故治血病以热药为佐，肉桂之类是也。

萧慎斋曰：按妇人有先病而后致经不调者，有因经不调而后生诸病者。如先因病而后经不调，当先治病，病去经自调；若因经不行而后生病，当先调经，则经调病自除。李氏一论，可谓调经之要，然偏而不全，余故补其未尽之旨。若方氏分因详症，诚得统论调经大法。

门人问曰：夫子以月事为月信[2]，专主脾胃，不摭《内经》之字句[3]，而独得其精华，究竟从何节得来乎？

曰：《诗》以"思无邪"蔽之[4]，《礼》以"毋不敬"该之[5]，余此论从"二阳之病发心脾"一节领会出来[6]。今录其原文，又采集各家之注，愿学者熟读而有得之。《内经》云："二阳之病发心脾[7]，有不得隐曲[8]，

---

〔1〕血积：病症名。见《儒门事亲》。多由气逆血郁，凝结成积。

〔2〕夫子：古代称大夫为"夫子"。夫，大夫。子，敬称。

〔3〕摭（zhí 直）：摘取。

〔4〕《诗》：《诗经》的简称。《诗经》是中国最早的诗歌总集。本只称《诗》，因被儒家列为经典之一，故称《诗经》。《论语·为政》曰："《诗》三百，一言以蔽之，曰思无邪。"

〔5〕《礼》：即《礼记》。亦称《小戴记》或《小戴礼记》。儒家经典之一。 毋：无；不。 该：通"概"。

〔6〕"二阳之病发心脾"一节：见《素问·阴阳别论》。

〔7〕二阳：是指阳明胃和大肠。

〔8〕隐曲：难言之隐。

女子不月[1]，其传为风消[2]，其传为息贲者[3]，死不治。"马元台注云[4]：二阳，足阳明胃脉也。为仓廪之官[5]，主纳水谷[6]，乃不能纳受者何也？此由心脾所发耳。正以女子有不得隐曲之事，郁之于心，故心不能生血，血不能养脾，始焉胃有所受，脾不能化，而继则渐不能纳受，故胃病发于心脾也。由是水谷衰少，无以化精微之气[7]，而血脉遂枯，月事不能时下矣。余拟用归脾汤重加鹿茸、麦门冬，服二十余剂可愈。武叔卿注云[8]：此节当从"隐曲"推解。人有隐情曲意，难以舒其衷，则气郁而不畅；不畅则心气不开，脾气不化，水谷日少，不能变化气血，以入二阳之血海；血海无余，所以不月。余拟用归脾汤加芍药、柴胡。传为风消者，风之名，火之化也。消，消瘦也。发热消瘦，胃主肌肉也，余拟用归脾汤加丹皮、栀子、地骨皮、芍药。传为息贲者，喘息上奔，胃气上逆也，余用《金匮》麦门冬汤。人无胃气则死，故云"死不治"。此一节为经血本原之论也。

门人问曰：妇人经闭，或因家务烦恼，或因胎产、乳子受伤，其不调

---

〔1〕不月：月经不调或月经闭止。

〔2〕风消：病名。出《素问·阴阳别论》。指因思虑不遂、心神耗散，而见发热、肌肉日渐瘦削的病症。妇人可兼见经闭、血溢，男子可兼见亡血、失精。

〔3〕息贲：古病名。见《内经·邪气脏腑病形》等篇。指呼吸急促、气逆上奔的疾患，为五积之一，属肺之积。

〔4〕马元台：即马莳，字玄台（一说字仲化）。明代医学家。浙江绍兴人。对《内经》很有研究。曾编注《黄帝内经素问注证发微》及《黄帝内经灵枢注证发微》各九卷。后者为《灵枢》最早的全注本。

〔5〕仓廪之官：仓廪，是贮藏谷物的仓库。仓廪之官，指脾和胃。也有人认为"仓廪之官"单指胃。

〔6〕水谷：指饮食物。

〔7〕精微：精华微细。饮食经消化吸收者，为水谷精微。《灵枢·五味》曰："谷始入于胃，其精微者，先出于胃之两焦，以溉五脏。"

〔8〕武叔卿：即明代医学家武之望。关中人。他根据王肯堂《证治准绳》中女科部分，编成《济阴纲目》一书，内附不少临床资料。武氏另有《济阳纲目》一书刊行。

也有自室女〔1〕。何以亦有不调之病乎？

余曰：室女患此，甚于妇人，所以多死。室女乃浑全之人〔2〕，气血正旺，不应阻塞，竟患经闭不行，若非血海干枯，则为经脉逆转。血海干枯者，宜用当归补血汤加麦冬、白芍各五钱，炙甘草二钱；虚极者加附子一钱以助之。倘或失治，则内热咳嗽、肌肉甲错〔3〕、毫发焦落，而成怯症矣〔4〕。经脉逆者，宜用《金匮》麦门冬汤〔5〕、芍药甘草汤加牛膝、茜草之类，兼服四乌鲗骨一芦茹丸以调之。倘或失治，则为吐血、衄血、咳嗽、骨蒸，而成瘵病矣〔6〕。若肝火炽盛，左胁刺痛，颈生瘰疬〔7〕，佐以逍遥散加瓜蒌、川贝母、生牡蛎、青皮之类。若肝木弦，上寸口鱼际，非药所能治，即与婿配则愈，或与加味逍遥散。若体常怯寒，食少腹胀，佐以六君子汤，加干姜之类；归脾汤、八珍汤可以出入互用。然余又有深一层治法。忆余乾隆辛丑岁〔8〕，朱紫坊黄姓之女〔9〕，年方二十二岁，始因经闭，服行经之药不效，后泄泻不止、食少、骨瘦如柴〔10〕，服四神、八味之类，泻益甚，

〔1〕室女：指未婚的女子。语出《妇人良方》。

〔2〕浑：全；满。浑身是劲。

〔3〕肌肉甲错：亦称肌肤甲错。形容肌肤粗糙如鳞片状。系内有瘀血，影响新血生成敷布，肌肤失却营养所致。

〔4〕怯症：指虚劳证。因虚劳血气虚衰，心常恐怯，故俗有怯证之称。

〔5〕《金匮》：即《金匮要略方论》，简称《金匮要略》。全三卷二十五篇。为东汉张仲景撰于三世纪初。作者原撰《伤寒杂病论》。经晋代王叔和整理后，其古传本之一名《金匮玉函要略方》。后北宋校正医书局根据当时所存的蠹简文字重予编校，取其中以杂病为主的内容，改名《金匮要略方论》。

〔6〕瘵（zhài 债）病：病名。古称痨瘵。指肺部虚损的慢性疾患，具有传染性，即今之肺结核病。

〔7〕瘰疬：又名疬子颈、颈疬、鼠疮。出《灵枢·寒热篇》。主要指颈部淋巴结结核。小者为"瘰"，大者为"疬"。

〔8〕乾隆辛丑岁：即 1781 年。

〔9〕朱紫坊：在今福建省福州市鼓楼区。

〔10〕骨瘦如柴：亦作"骨瘦如豺"。形容消瘦到极点。

而五更至天明数次[1]，便后带血，余主用《金匮》黄土汤，以赤石脂易黄土，以干姜易附子，每服加生鹿茸五钱，意以先止其泄泻便红，然后再调其经水，连服八剂，泄泻如故，而经水通矣。又服五剂，泻血俱止。后服六君子汤加干姜收功。可知鹿茸入冲、任、督三脉，大能补血，非无情之草木所可比也。又阅喻嘉言《寓意草》[2]，载杨季登之女，经闭年余，发热食少，肌削多汗，而成劳怯。医见多汗，误谓虚也，投参术，其血愈涸[3]。余诊时，见汗出如蒸笼气水，谓曰：此症可疗处，全在有汗。盖经血内闭止，有从皮毛间透出一路，以汗亦血也[4]；设无汗而血不流，则皮毛干槁而死矣。宜用极苦之药以敛其血，入内而下通于冲脉，则热退经行而血自止，非补药所能效也。于是以龙荟丸日进三次。月余，忽觉经血略至，汗热稍轻。姑减前丸，只日进一次。又一月，经血大至，淋漓五日，而诸病全瘳矣[5]。附此二案，为一虚一实之对，学者当一隅而三反之[6]。

门人问曰：女科书一病一方，且一病而有数方，其方倍于男子。此书于调经一书，止取一十九方，毋乃太简乎？

---

[1] 五更：旧时计时制度，分一夜为五更，也叫五鼓、五夜。

[2] 喻嘉言：即喻昌，别号西昌老人（约1585—1664）。江西南昌人。清代医学家。晚年著《尚论篇》《医门法律》《寓意草》等书。 《寓意草》：1643年著。本书共一卷。首有论二篇（《先议病，后用药》《与门人定议病证》），次为医案62则，阐明审证用药的道理。

[3] 涸：水干；枯竭。

[4] 汗亦血也：汗液为五液之一。《素问·宣明五气》曰："心为汗"，亦称"汗为心液"。因心血由津液所化，汗由津液所泄，故大汗不但散热过多而耗气，也会伤及津液而损于心血。

[5] 瘳（chōu 抽）：病愈。

[6] 一隅（yú 于）而三反：意思是物有四隅，举一隅即可推见其余。成语"举一反三"本此。隅，角落。一隅，一个角落。泛指事物的一部分，也指不全面。《论语·述而》曰："举一隅，不以三隅反，则不复也。"

曰：《内经》只有十二方，《伤寒论》止有一百一十三方〔1〕，《金匮》止有二百四十三方，可以谓之方；唐以后合法者甚少，其余不过汇集药品，不可以名方。而女科所传之方，更为浅陋，大失《神农本经》之旨与伊圣制方之法〔2〕。浅陋之方，姑任浅陋之医辈用之，浅陋之病家服之，服之不愈，亦无怨言，或日久而病气衰亦自愈，余姑置弗论也〔3〕。今诸同学皆好学深思士也。儒者以济人为心，以我之独知俯视一切，未免惊俗〔4〕。恐济人不广，礼贵从俗，医道何独不然！今取习用之方而精选之，即如四物汤，本浅近而无深义也，余则加入香附、茯神各二钱为佐，是取铁翁道人之交感丸，参赞其内（交感者，以气之化于无形也）〔5〕；又加炙甘草四钱为君，是取仲景先生之复脉汤，主持其际（复脉者，以血之运而不息也）；变浅近为神奇。惟熟读《内经》《本经》、仲景书者，方信余言之不谬。又有加减套法：经血先期而至，加芩、连、知、柏；后期而至，加姜、桂、艾叶。实者加陈皮、枳实；虚者加人参、白术；大实而闭者，加大黄、枳实、桃仁、牛膝，更佐以抵当汤、桃仁承气汤；大虚而枯者，加参、术、鹿茸、牛膝外，更加以人参养荣汤。经行而腹痛拒按者，加延胡索、木香；经已行而腹痛者，加人参、白术、干姜。经水不通、逆行而为吐血、衄血者，加牛膝、泽兰、韭汁、童便。若腹中素有痞〔6〕，饮食满闷者，除地黄加枳实、半夏。色紫者，风也，加荆、防、白芷；黑者，热甚也，加芩、连、丹皮、

---

〔1〕《伤寒论》：医书名。《伤寒杂病论》的伤寒部分。汉末张仲景著。全书共二十二篇，一百十三方。叙述外感疾病的发生和发展的变化过程，开创了祖国医学辨证施治的方法。

〔2〕《神农本经》：即《神农本草经》。我国现存最早的药学专著。简称《本经》。

〔3〕弗：不。

〔4〕惊：震动。

〔5〕赞：帮助；支持。

〔6〕痞：是指胸腹间气机阻塞不舒的一种自觉症状。可因邪壅聚或气虚、气滞而致。

地骨皮；淡白者，虚也，有挟痰停水以混之，加参、芪、陈、半；色如烟尘、水如屋漏水者，合二陈汤，再加防风、秦艽、苍术；如豆汁者，加芩、连；或带黄浑浊者，湿痰也，或成块作片，血不变者，气滞也，加元胡、枳实、陈皮。色变紫黑者，属热者多，属寒者亦有之，宜察脉审症。此外，若恶寒、发热、头痛，有汗加桂枝、姜、枣，无汗加麻黄、细辛之类，详于海藏六合汤[1]，不赘[2]。其余归脾、逍遥各方，虽不可与《内经》四乌鲗骨一芦茹丸等方并论，而视益母胜金丹、巽顺丸之类[3]，则夐乎远矣[4]！

● 古今方十九首

平胃散 治土气太过，经血不调。《达生篇》[5]：加芒硝能下死胎。

六君子汤 方中参、术、苓、草，脾药也；陈皮、半夏，胃药也。经血生于脾胃，故加归、芍之类，便是调经之的方。

四物汤 妇科总方，时人习用之，方中妙在川芎一味。

新定加味四物汤 方论见上。

十全大补汤、八珍汤 二方气血双补，其用药品虽云板实[6]，却亦平稳可从。

人参养荣汤 五脏兼补，视八珍、十全等高一格，以药品之轻重得

---

〔1〕海藏：即王好古，字进之，号海藏。元代医学家。赵州人。曾从李杲等学医。著有《此事难知》《阴证略例》《医垒元戎》《汤液本草》《癍论萃英》等书。

〔2〕赘（zhuì 坠）：多余；无用的。

〔3〕巽（xùn 训）：八卦的一卦，卦形为 ☴。《易·说卦》曰："巽为木，为风。"

〔4〕夐〔xiòng 雄（去声）〕：通"迥"。即远，辽阔之意。

〔5〕《达生篇》：产科书名。清代亟斋居（一作亟斋居士）著。一卷。书成于康熙五十四年（1715 年）。书中记述了胎产调护之法，主张产妇临产时要沉着镇静，掌握"睡、忍痛、慢临盆"六字诀。文字通俗简要，有一定实用价值。

〔6〕板实：实在不灵活。

法也。

生白芍一钱五分　人参　当归　陈皮　桂心徐灵胎《兰台轨范》云[1]：是小桂枝去皮，非肉桂心　黄芪　茯苓　白术　炙草各一钱　远志去骨，五分　五味十四粒　熟地七钱半

加生姜三片，红枣二枚，水煎温服。

四乌鲗鱼骨—芦茹丸《内经》　调经种子，亦治男子阳痿[2]。

乌鲗鱼骨四两，去甲　芦茹一两

长男蔚按：以雀卵丸，如小豆大，食前以鲍鱼汁送下五丸[3]，今酌增为二钱。后人用白毛黑骨雄鸡一只，去毛肠，不见水擦干，用当归二两，川芎一两，入前药于鸡腹内，加酒二碗，童便一碗，蒸到汁干，将鸡取净肉，和药晒为末；或加香附四两，炒茯神、人参各一两，为末，炼蜜为丸，如梧桐子大，酒送下，或米汤送下。

抵当汤　通瘀猛剂。见《伤寒论》。

桃仁承气汤　通瘀缓剂。见《伤寒论》。

蚕砂酒　治月经久闭。按：此方较上二方更为平稳。

蚕砂四两，炒半黄色　无灰酒[4]一壶

上重汤煮熟[5]，去砂，温饮一盏即通。

---

〔1〕徐灵胎：即徐大椿，号洄溪老人（1693—1771）。清代医学家。江苏吴县人。行医五十年，著有《难经经释》《医贯砭》《医学源流论》《伤寒类方》《慎疾刍言》《兰台轨范》等书。　《兰台轨范》：八卷。撰于1764年，卷一为通治方，卷二至八为杂病、时病、妇科、儿科病症证治。

〔2〕阳痿：病症名。见《景岳全书·杂证谟》。《内经·邪气脏腑病形》等篇名为阴萎。指男子未到性功能衰退时期，出现阴茎不举，或举而不坚、不久的病症。

〔3〕鲍鱼：即鳆鱼，味道鲜美。

〔4〕无灰酒：不放石灰的酒。古人酿酒，每加石灰以防酸，但能聚痰，所以药用须无灰酒。

〔5〕重汤：浓汤。重，色味浓厚。

归脾汤《内经》 "二阳之病发心脾"一节，此方颇合《经》旨。

当归 茯神 人参 炙芪 白术 枣仁 龙眼肉各二钱 木香 炙草各一钱

上水煎服。

高鼓峰云[1]：男妇怯弱，不论何症，止以此方去木香，加芍药、麦冬、五味子，服至月余必愈。虽有他方，吾不知也。按：方中全赖木香一味，若去之何以成归脾汤乎？若有寒热往来[2]，可加柴胡、芍药；若潮热骨蒸，加丹皮、地骨皮、栀子；若起于怫郁，加贝母、黄连；若腹痛经闭，加桃仁、红花、元胡索之类。

逍遥散 女子善怀[3]，每多忧郁，此方解肝郁也，而诸郁无不兼治。赵养葵谓[4]：五郁皆属于肝也。方从小柴胡汤套出。

越鞠丸《丹溪》[5] 解郁总方。《易思兰医案》治寒热虚实一切杂病[6]，皆从此方变化，屡用屡验。

香附童便制 山栀 抚芎 苍术 六神曲

以蒸饼为丸，每服三钱，陈米汤送下。

温经汤 治经闭或经行过多，或崩漏不止，或久不受胎，统名带下。

---

〔1〕高鼓峰：清代康熙年间医家。浙江鄞（yín 银）县人。著有《医家心法》三卷，《四明医案》一卷。学术渊源宗薛己、赵献可一派。

〔2〕寒热往来：证名。见《诸病源候论·冷热病诸候》。指忽寒忽热，寒热交替发作，一日数次。

〔3〕善怀：多忧虑。《朱熹集传》曰："善怀，多忧思也。"

〔4〕赵养葵：即赵献可。明代医学家。浙江鄞县人。撰《医贯》一书，推崇薛己学说，更突出发挥了命门之说，主张命门是人身之主和至宝，医病当以养命门之火为主，并多用六味丸、八味丸等补阴补阳方药。

〔5〕《丹溪》：即《丹溪心法》。五卷（一作三卷）。元代朱震亨著述，朱氏门人整理纂集。

〔6〕《易思兰医案》：为清代王琦所辑的宋元明清时期的医著（《医林指月》）十二种中之一种。

吴萸三两　当归　川芎　芍药　人参　桂枝　阿胶　丹皮　甘草各二两
生姜三两，一本二两　半夏半升，一本一升　麦冬一升

上十二味，以水一斗，煮取三升，分温三服。

亦主妇人少腹寒，久久不受胎，及过期不来。歌曰：口干腹满掌心烧，卅六疴该谓十二癥、九痛、七害、五伤、三痼，共三十六种，详于《金匮浅注》中，不赘。带下条；归芎胶芍权各二[1]，权称钟也。称其数各二两。桂参丹草数相侔[2]；八物同用二两也。整升重用麦门冬胜任，减半一升减其半，止用半升也。相需半夏速求；更佐吴茱萸生姜各三两，闭至期不来。崩来而过多。不育少腹寒，久不受胎者。各探幽[3]。

次男元犀按：当归，芎䓖、芍药、阿胶，肝药也；丹皮、桂枝，即心药也；吴茱萸，肝药，亦胃药也；半夏，胃药，亦冲药也；麦门冬、甘草，即胃药也；人参补五脏；生姜利诸气也。病在经血，以血生于心藏于肝也；冲为血海也，胃属阳明，厥阴冲脉丽之也。然细绎方意，以阳明为主，吴茱萸用至二两，驱阳明中土之寒；即以麦门冬用至一升，滋阳明中土之燥。一寒一热，不使偏隅，所以谓之温也。半夏用至半升、生姜用至三两者，以姜能去秽而胃气安，夏能去逆而胃气顺也。其余皆相辅而成其温之之用，绝无逐瘀之品，故过期不来者能通之，月来过多者能止之，少腹寒不受胎者并能治之，其神妙不可言矣！

六味丸　壮水之主，以制阳光[4]。

---

〔1〕权：秤锤。引申为治病之权衡。

〔2〕侔（móu 谋）：相齐；同等。

〔3〕不育：通常指男子无生育能力。可因先天性生殖器官发育不全，或后天病变引致肾气亏损、精气虚冷而致。　探幽：即探索深奥的道理。探，探测，寻求。幽，深也。

〔4〕壮水之主，以制阳光：是唐代王冰对于"诸寒之而热者取之阴"的注语。后又简称为"壮水制阳""滋水制火""滋阴涵阳"。即用滋阴壮水之法，以抑制阳亢火盛的意思。

桂附八味丸 益火之源，以消阴翳[1]。二方治妇人经病。无子加香附（童便浸）[2]、川贝母、当归各三两，艾叶（醋炒）二两，多效。

当归补血汤 治血虚发热[3]，症类白虎，但脉不洪长以别之。

黄芪一两 当归三钱

上水煎服。尤在泾《金匮翼》有生地五钱[4]，甘草二钱，余未知其所本。

麦门冬汤 治火逆上气，咽喉不利，止逆下气。

长孙男心典禀按：可借治妇人返经[5]、上逆、吐衄等症。盖以此方专入阳明。阳明之脉，以下行为顺，上行为逆，冲任之脉，丽于阳明，三经主血，故以此方为正治之法[6]。若去粳米，加蜂蜜八钱，取百花之菁华[7]，以补既亡之胃阴[8]，更为周到。然阳明因虚火而逆者固宜此汤[9]，阳明

---

〔1〕益火之源，以消阴翳：是唐代王冰对于"诸热之而寒者取之阳"的注语。后人简称为"益火消阴""扶阳退阴"。即用扶阳益火之法，以消退阴盛的意思。

〔2〕无子：病名。指不能生育。女子不能生育名不孕。

〔3〕血虚发热：病症名。见《内外伤辨惑论》。亦称血虚热。指因血虚而致的一种虚热。

〔4〕尤在泾：即尤怡。清代医学家。江苏长州人。对《伤寒论》和《金匮要略》很有研究。编有《伤寒贯珠集》《金匮要略心典》等。另编有《金匮翼》《医学读书记》。其医案由后人整理，名《静香楼医案》，较切实用。 《金匮翼》：八卷。刊于1768年。本书是为了补充《金匮要略心典》（系《金匮要略》的注释）而作。书中专论内科杂病。共分四十八门，参考历代方书，参以个人心得。论述简要清楚，选方也切实用。

〔5〕返经：即倒经。

〔6〕正治：亦称逆治。如热药能祛寒，用以治寒证；寒药能清热，用以治热证。这是正面的治法，故称正治。因用药以逆击其病，故亦称逆治。

〔7〕菁华：同"精华"。

〔8〕胃阴：即胃中之津液，又名胃津或胃汁。是由水谷化生而来。临床上肺胃热盛容易消耗胃阴。但从某种意义上讲，胃阴实际上包括了体内的其他一部分津液。

〔9〕虚火：一般是指阴虚而导致火升的病理现象。阴虚有五脏之阴偏虚与精、血、津液等亏损的不同情况。阴虚则阳气相对的亢盛，易于导致虚火上升，故虽见火升之热象，实为阴虚所引起。

因虚寒而逆者，舍吴茱萸之温降，将何道以镇纳之乎？噫嘻[1]！吐血、衄血之症，违众说而专主此汤，恐汉、唐以下，至今日而始闻是语也。

麦门冬四钱，不去心　煮半夏二钱　大枣二枚　炙甘草一钱　粳米三钱半　人参一钱

上诸味，清水煎服。

修园与诸生，讲学于嵩山之井上草堂[2]，座中有谓某医，自夸为女科名手，执其常用之方来询[3]，余不觉大发一叹，曰：女科本无纯粹可观之书，而世上医辈更不必深求之也。然而相传习用之药，不自知其为害人之品者，则有四：一曰丹参。谓丹参不寒不燥，不补不攻，一味功兼四物，且能去瘀血生新血。李士材谓其去瘀之功多于生血[4]，为妇人之要药。岂知《本草经》云："丹参味苦微寒，主心腹邪气，肠鸣幽幽如走水，寒热积聚，破癥除瘕，止烦满，益气。一名却蝉，生山谷。"通共三十八字。其云主"心腹邪气"，"邪气"二字，即下文寒热之气也。邪在心即烦，邪在腹即满，肠居腹内，邪气走于肠中，故幽幽鸣如走水。积聚亦病于腹，积而不散，摧之不移为癥，癥者征也，以其有形可征也；或聚或散，推之则移为瘕；瘕者假也，言其假借而成也。其云益气者，通章以心腹邪气为提纲，邪气既除，则正气自然受益，非丹参能补益之也。详《经》文之旨，专主驱邪，且驱心腹之里邪，与四物汤之功用，冰炭相反[5]。若以平时调理胎前、产后之常药而辄用之，攻伐无过，脏气大伤[6]，即孟

---

〔1〕噫嘻：叹词。犹"唉"。

〔2〕嵩山：在今福建省福州城内乌石山附近。

〔3〕询：征求意见。

〔4〕李士材：即明代医学家李中梓，号念莪。江苏华亭人。编著《内经知要》《医宗必读》《士材三书》《颐生微论》等，对医学普及有一定贡献。

〔5〕冰炭相反：比喻二者不能相容。《韩非子·显学》曰："夫冰炭不同器而久，寒暑不兼时而至，杂反之学不两立而治。"

〔6〕脏气：即五脏之气。指五脏的机能活动。

夫子所谓安其危而利其灾[1]，乐其所亡是也。此女科习用丹参之害人一也。二曰益母。谓益母能通血脉，调经水，去瘀生新，为妇人之良药。岂知《本草经》云："茺蔚子味辛微温，主明目益精，除水气，久服轻身。茎主瘾疹痒[2]，可作浴汤。一名益母，一名益明，一名大札，生池泽。"通共四十一字，无一字言及妇人经产之症。其云"微温"者，得春木之气也；味辛者，得秋金之味也。木有制则其性和，性和则有轻身之效，《经》所谓风能生物是也。其云明目者，以肝开窍于目也[3]。其云益精者，以精生于饮食之精华，先散于肝而后藏之于肾也。茎主瘾疹痒者，以洗浴能去肌表之风也。若产后肤表微微发热，是外感微风，与此物甚为对症，若重症则不足恃矣[4]。况症重药轻，则病势日甚一日，终至败坏而莫挽。若辈东请西延，别有杀人不见血之技，修园恶之，此女科习用益母草之害人二也。三曰何首乌。时医以熟地黄大补阴血，恐其腻膈减食，竟以何首乌代之。岂知何首乌《本草经》不载，而《开宝》有之[5]，极赞其功，但为后人新增之品，或逞其臆见，或得之传闻，不足尚也。余惟于久疟偶用之，取其味涩之能截疟也；久痢偶用之，取其味苦之能坚肠也。若谓其能滋阴补肾，如《开宝》所夸之效，吾不信也。盖药之能滋润者，必其脂液之足也；药之能补养者，必其气味之和也。试问滞涩如首乌，何以能滋？苦劣如首乌，何以能补？正与地黄相反，何以谓其功用相同

[1]孟夫子：即孟子，名轲，字子舆（约前372—前289）。战国时思想家、政治家、教育家。邹国人。著有《孟子》一书，为儒家经典之一。

[2]瘾疹：病名。又名风瘾疹、痦瘟。

[3]肝开窍于目：《素问·金匮真言论》曰："开窍于目，藏精于肝。"《灵枢·脉度篇》又指出："肝气通于目，肝和则目能辨五色矣。"说明肝脏的精气通于目窍，视力的强弱和肝是有直接关系的。

[4]恃：依靠；凭借。

[5]《开宝》：即《开宝本草》。药书。北宋初期，宋朝廷曾两次修订本草，即《开宝新详定本草》二十卷（973年成书）和《开宝重定本草》二十卷（974年成书），统称《开宝本草》。

而相代乎？此女科习用何首乌之害人三也。四曰郁金。谓妇人之病，多起于郁，郁金能解诸郁，为妇人之良药。而不知此物，《神农本草经》不载，而《唐本》有之[1]。《唐本》云："郁金味苦寒，主血积，下气，生肌，下血，破恶血[2]，血淋[3]，尿血，金疮[4]。"原文只此二十三字。其云气味苦寒者，谓气寒而善降，味苦而善泄也。其云血积者，血不行则为积，积不去则为恶血。血逆于上，从口鼻而出，则为衄血、吐血；血走于下，从便溺而出，有痛为血淋，无痛为尿血；金疮之瘀血不去，则血水不断，不能生肌。此物所以统主之者，以其病原皆由于积血，特取其大有破恶血之功也。盖血以气为主，又标之曰：下气者以苦寒大泄其气，即所以大破其血，视他药更进一步。"解郁"二字，不见经传，切不可惑此邪说。若经水不调因实而闭者，不妨以此决之。若因虚而闭者，是其寇仇[5]。且病起于郁者，即《内经》所谓"二阳之病发心脾"，大有深旨。若错认此药为解郁而频用之，十不救一。至于怀孕，最忌攻破，此药更不可以沾唇。即在产后，非热结停瘀者[6]，亦不可轻用。若外邪未净者，以此擅攻其内，则邪气乘虚而内陷[7]。若气血两虚者，以此重虚其虚[8]，则气

---

〔1〕《唐本》：药书。即《新修本草》，世称《唐本草》。苏敬等撰于659年，是世界上最早由国家制定颁行的药典。共五十四卷。

〔2〕恶血：又叫败血。瘀血的一种，指溢于经脉外、积存在组织间的坏死血液。

〔3〕血淋：病名。尿血而尿道热涩刺痛，下腹部疼痛胀急。多因下焦湿热蕴结，迫血妄行所致。

〔4〕金疮：指金属利器对人体所造成的创伤，包括因创伤而致的化脓溃烂成疮等。《诸病源候论》有金疮诸病候。

〔5〕寇仇：即仇敌的意思。

〔6〕热结：即阳结。指邪热入胃，大便燥结的阳明腑实证。

〔7〕内陷：指病邪壅盛，正气虚衰，正不胜邪而致邪气内陷的一种病理现象。如温热病邪不从外解，深入营分，出现神昏、谵语、痉厥等症，称为内陷。

〔8〕重虚：虚上加虚，如虚证误用泻法。《灵枢·终始》曰："虚而泻之，是谓重虚。"

血无根而暴脱[1]。此女科习用郁金之害人四也。圣经灼然可据[2]，杂书杂说居然鱼目混珠，甚为不解。昔人谓不读人间非圣书，吾深有味乎斯言也！尝考神农作赭鞭钩鿿[3]，从六阴阳与太乙[4]，外五岳四渎[5]，土地所生，草石骨肉心灰毛羽干类，皆鞭问之[6]。得其所能治主，当其五味，一日七十毒，是《神农本草经》为辨药之祖。何以后人食唐、宋以后之唾余[7]，或取杂书附会铺张之说，及各氏臆断邪说，竟与圣经为难？斯人也，侮圣人之言，吾有四字勘语曰："庸恶陋劣"，不可以为医。《人镜经》谓当碎其碑，污其面，正非过激之谈。

---

[1] 暴脱：脱，是指疾病过程中，阴阳气血大量耗损而致生命垂危的病理及证候。它的综合表现，称为脱证。但脱证包括的疾病很多，临床上一般把中风、大汗、大泻、人失血或精液大泄等精气急骤耗损导致阴阳离决者，称为暴脱。本证多见于周围循环衰竭。

[2] 灼：明白透彻。

[3] 神农：传说中农业和医药的发明者。相传远古时代人类过着采集渔猎的生活，神农用木制作耒耜，教民从事农业生产。 赭鞭钩鿿：指铁制的农具。赭，红土，"上有者下有铁"。鞭，驱使牲畜的用具。钩，镰刀。鿿，亦指农具。

[4] 六阴阳：指手足三阴三阳。 太乙：即"太一"。中国哲学术语。太，至高至极。一，绝对唯一。《庄子·天下》称老子之学"主之以太一"。"太一"是老子之"道"的别名。《吕氏春秋·大乐》指出："道也者至精也，不可为形，不可为名，强为之〔名〕，谓之太一"，并提出"太乙生两仪，两仪生阴阳"。

[5] 五岳四渎：五岳，中国五大名山的总称。即东岳泰山、南岳衡山、西岳华山、北岳恒山、中岳嵩山。传说群神所居，历代帝王多往祭祀。四渎，古人对四条流入大海的大川的总称。即长江、黄河、淮水、济水（见《尔雅·释水》）。

[6] 鞭问：形容过问得深刻透彻。

[7] 唾余：比喻别人的无足轻重的一些言论或意见。

种 子

门人问曰：妇人何以无子？

曰：妇人无子，皆由经水不调。经水所以不调者，皆由内有七情之伤[1]、外有六淫之感[2]，或气血偏盛，阴阳相乘所致[3]。种子之法，即在于调经之中，前论已详矣。若经水既调，身无他病，而亦不孕者[4]，一则身体过于肥盛，脂满子宫而不纳精也，前人有启宫丸一方颇超然。修园最厌女科书排列许多方名，徒乱人意，究竟是二陈汤加苍术、川芎、六神曲、香附之类，不如直说出来更妙。一则身体过于羸瘦[5]，子宫无血而精不聚也，景岳有育麟珠极效，然亦是八珍汤加菟丝子、鹿茸霜、川椒、杜仲四味，似亦不必另立名色也。其有生女不生男者，系以男人督脉不足，阳不胜阴；令其男人以鹿茸四具，人参一斤，远志四两，菟丝子半斤，醇酒为丸服之。所谓得其要者一言而尽，他书皆繁而无当也。

启宫丸　时方[6]。

---

[1] 七情：喜、怒、忧、思、悲、恐、惊七种情志的总称。七情的变化，是人体对外界事物的反映，一般属于生理范围。如情志过极，则可导致内脏功能失常，气血不调而发生疾病。

[2] 六淫：风、寒、暑、湿、燥、火六种外感病邪的合称。六气太过、不及或不应时，影响到人体的调节适应机能及病原体的滋生传播，成为致病的邪气，属于外感病（包括一些流行性疾病和传染病）的病因。六淫致病自外而入，临床以表证较为突出。

[3] 阴相相乘：指脉象与部位的反常。阳，指寸部。阴，指尺部。乘，是乘袭、侵犯之意。

[4] 不孕：病名。又名断绪、绝产等。指女子婚后，失妇同居三年以上而未怀孕；或曾孕育过，又间隔三年以上而未再次怀孕（未采取避孕措施者）。

[5] 羸：瘦弱。

[6] 时方：指张仲景以后的医家所制定的方剂，是与经方相对而言。它在经方的基础上有很大的发展，补充和加强了前人未备而又有临床疗效的方剂。如陈修园的《时方歌括》《时方妙用》所收载的方剂均属此类。

半夏制　苍术　香附各四两，童便浸炒　六神曲炒　茯苓生研　陈皮各二两，盐水炒　川芎三两

蒸饼丸，酒下三钱服。苍术，又一本作白术。

育麟珠　时方。

鹿角霜　川芎　白芍　生白术　茯苓各二两　川椒一两　人参二两　当归四两　杜仲　甘草各一两　菟丝　地黄各四两

上为末，炼蜜为丸，如梧桐子大，米汤无灰酒送下。

门人问曰：妇人不能得孕，或易于得孕，可以诊脉而预知之否乎？

曰：陈楚良云，人身血气，各有虚实寒热之异，惟察脉可以知，舍脉而独言药者，妄也。脉不宜太过而数，数则为热；不宜不及而迟，迟则为寒。不宜太有力而实，实者正气虚，火邪乘之以实也，治法当散郁，以伐其邪，邪去而后正可补。不宜太无力而虚，虚乃血气虚也，治法当补其气血。又有女子气多血少，寒热不调，月水违期，皆当诊脉，而以活法治之。务使夫妇之脉，和平有力，交合有期，不妄用药，乃能生子也。

门人问曰：东垣言[1]，妇人经水甫静[2]，三日前交者成男，以精胜于血也；三日后交者成女，以血胜于精也。七日子宫既闭，虽交而亦不孕。褚氏言[3]，血先至裹精以生男，精先至裹血则生女。《道藏》言[4]，月

---

〔1〕东垣：即李杲，字明之，自号东垣老人（1180—1251）。为金元四大家之一。真定人。他认为饮食不节、劳役所伤和情绪失常，易致脾胃受伤，正气衰弱，可引起多种病变。治法上重视调理脾胃和培补元气以及扶正祛邪。著有《脾胃论》《内外伤辨惑论》《兰室秘藏》等，在后世流传较广。

〔2〕甫：方才；刚刚。

〔3〕褚氏：即褚澄，字彦道。南齐阳翟人。尚宋文帝女，拜驸马都尉。历官清显，善医术。著有医论十篇，即受形、本气、平脉、津润、分体、精血、除疾、审微、辨书、问子。世称《褚氏遗书》。

〔4〕《道藏》：道教经典的总名。藏经刊印始于宋徽宗政和中的《万寿道藏》，后来金元各藏都以此为蓝本。明代的《正统道藏》和《万历续道藏》包括一千四百七十六种书，为现今通行本。内容十分庞杂，除道教经书外，还收集了诸子百家文集。

水净后，一、三、五成男，二、四、六成女。圣经言，因气而左动，阳资之则成男；因气而右动，阴资之则成女。程鸣谦言，精之百脉齐到胜乎血则成男；血之百脉齐到胜乎精则成女。此皆一偏之言，不足以语乾坤[1]、阴阳之道也。老子云[2]，天法道，道法自然，亦惟顺之而已。然天命虽听其自然[3]，而人事亦不可不尽。敢问求嗣果有其法否乎？

曰：袁了凡云[4]，天地生物，必有絪缊之时[5]；万物化生，必有乐育之候。猫犬至微，将受娠也，其雌必狂呼而奔跳，以絪缊乐育之气触之不能自止耳，此天然之节候，生化之真机也。凡妇人一月经行一度，必有一日絪缊之候，于一时辰间，气蒸而热，昏而闷，有欲交接不可忍之状，此的候也[6]。此时逆而取之则成丹，顺而施之则成胎矣。

门人问曰：妇科论种子繁杂无所适从，而至当不易之法，当宗谁氏？

---

[1]乾坤：《易》八卦中的二卦。《易》认为乾坤属于阴阳的范畴。乾代表阳性势力，乾之象为天；坤代表阴性势力，坤之象为地。《易·系辞上》曰："乾坤成列，而易立乎其中矣。"

[2]老子：相传春秋时思想家，道家的创始人。一说即老聃，姓李名耳，字伯阳，楚国苦县厉乡曲仁里人。著有《老子》一书。书中用"道"来说明宇宙万物的演变，提出了"道生一，一生二，二生三，三生万物"的观点，认为"道"是"夫莫之命（命令）而常自然"的，所以说"人法地，地法天，天法道，道法自然"。"道"可以解释为客观自然规律，同时又有着"独立不改，周行不殆"的永恒绝对的本体的意义。

[3]天命：自然赋予人的寿命。

[4]袁了凡：即袁黄，字坤仪。明浙江嘉善人。万历进士。知宝坻县，因有善政，擢兵部主事。著有《袁了凡纲鉴》等书。

[5]絪缊（yīn yūn 因晕）：中国哲学术语。同"氤氲"。万物由互相作用而变化生长之意。《易·系辞下》曰："天地絪缊，万物化醇。"在张载和王夫之的哲学中，"絪缊"一词，被用来形容宇宙实体"气"的运动状态。张载《正蒙·太和》曰："太和所谓道，中涵浮沉、升降、动静相感之性，是生絪缊、相荡、胜负、屈伸之始。"

[6]的（dí 笛）：的当；恰当。

曰：宋·骆龙吉有《内经拾遗》一书[1]，明人增补之，内附种子论一首，方三首，卓然不凡。论曰：男女媾精[2]，万物化生，则偏阴不生，偏阳不长，理有必然者也。然夫妇交媾而不适其会，亦偏阴偏阳之谓也，则以无子而诿于天命[3]，岂不泥乎！间有资药饵以养精血，候月经以种孕育，多峻补以求诡遇[4]，又求嗣未得，而害已随之，深可痛可惜也！兹幸拜名师，于百年中而得有秘授焉：一曰择地，二曰养种，三曰乘时，四曰投虚。地则母之血也，种则父之精也，时则精血交感之会也，虚则去旧生新之初也。余闻之师曰：母不受胎者，气盛血衰之故也。衰由伤于寒气，感于七情，气凝血滞，荣卫不和，以致经水前后多少，谓之阴失其道，何以能受？父不种子，气虚精弱故也。弱由过于色欲，伤乎五脏，脏皆有精而藏于肾，肾精既弱，辟之射者力微，矢枉不能中的[5]，谓之阳失其道，何以能种？故腴地也不发瘠种[6]，而大粒亦不长硗地[7]，调经养精之道所宜讲也。诚精血盛矣，又必待时而动，乘虚而入，如月经一来即记其时，算至三十时辰[8]，则秽气涤净，新血初萌，虚之时也，乘而投之。如恐情窦不开，阴阳背驰，则有奇砭[9]，纳之户内[10]，以动其欲。庶子宫开、两情美、

---

〔1〕骆龙吉：宋代（一说明代）医家。著《内经拾遗》，或名《内经拾遗方论》。共四卷。内容论述病症方治，以《内经》篇目为次序，先引病症原文，其次释义并补订其治疗方剂。明代刘浴德、朱练增订，名《增补内经拾遗方论》。

〔2〕媾：交合。

〔3〕诿：推托；推辞。

〔4〕诡遇：原谓打猎时不按规矩，纵横弛骋以追逐禽兽。后指不循正道以追求功名富贵。此当指不问病由，一味峻补，以求子嗣。

〔5〕枉：弯曲；不正。

〔6〕腴（yú 余）地：肥地。

〔7〕硗（qiāo 敲）：土地坚硬而瘠薄。

〔8〕时辰：一昼夜分为十二时辰。陈氏此说是没有科学根据的。

〔9〕奇砭：砭，即砭石。古代医疗工具名。此指广嗣丸。

〔10〕纳之户内：即纳入阴道内。

真元媾合、如鱼得水，虽素不孕者亦孕矣！此法历试历验，百发百中者也，岂谬言哉！及其既孕，欲审男女，先以父生年一爻在下[1]，母生年一爻在上，后以受胎之月居中。或遇乾、坎、艮、震，阳象也，则生男；或遇巽、离、坤、兑，阴象也，则生女。有可预知者焉。呜呼！始而无子者，非天也，人自戕其天也[2]。已而有子者，亦非天也，人定可以胜天也[3]。

● 时方三首

广嗣丸此方乃论中所谓奇砭纳之户内者也。

沉香　丁香　吴萸　官桂　白及各一钱　蛇床子　木鳖子　杏仁　砂仁　细辛各二钱

上十味，炼蜜为丸，如绿豆大。

固精丸以下二方，乃论中所谓养精调经之平和药也。

附子一枚，重八钱，脐心作窍如皂角子大，入朱砂三钱，湿纸包煨，用一半　牡蛎一枚漳泉二府所出者[4]。童便遍涂，厚纸裹，米醋浸透，盐泥固济候干，以炭三斤煨之　桂心去皮　龙齿　当归酒焙洗　石菖蒲烧去毛　山茱去枝梗　乌药天台者　益智去枝梗　杜仲酒洗去丝　牛膝浸酒　秦艽　细辛　桔梗　半夏盐汤泡七次　防风　川椒去子并合口者　茯神　白芍各三钱　干姜一两半，炒半生　辽参一两

上二十一味，研，糯米为丸，取附子肉、朱砂为衣，如桐子大，每服三十丸，加至七十丸，空心淡醋汤或盐汤任下。

---

〔1〕爻（yáo 摇）：构成《易》卦的基本符号。"—"是阳爻，"--"是阴爻；每三爻合成一卦，可得八卦。两卦（六爻）相重，可得六十四卦。卦的变化取决于爻的变化，故爻表示交错和变动的意思。《易·系辞上》曰："爻者，言乎变者也。"又《系辞下》曰："爻也者，效天下之动者也。"

〔2〕戕（qiāng 枪）：杀害；伤害；损害。

〔3〕人定可以胜天：谓人的意志和力量可以战胜自然。《归潜志》十二曰："人定亦能胜天。"

〔4〕漳泉二府：即现在的福建省漳州、泉州二市。

增损地黄丸　治月经不调，久而无子。

当归二两，全用　熟地黄半斤，怀庆者佳　黄连一两，净

上三味，酒浸一宿，焙干为末，炼蜜为丸，桐子大，每服五十丸至一百丸。如经少，温酒下；经多，米汤下。

● 外备方三首

五子衍宗丸　治男人精虚无子，阳事不举[1]。

菟丝子八两　枸杞子　覆盆子各四两　五味子　车前子各三两

炼蜜为丸，如梧桐子大，每早米汤送下三钱。时法以左尺虚，为天一之水衰，宜合六味地黄丸；右尺虚，为地二之火衰，宜合桂附地黄丸；两尺俱虚，为水火俱衰，宜合十补丸。余每用加人参、鹿茸、鱼鳔各四两[2]，或以黄芪一斤，熬膏和蜜炼为丸，为效较速。

长孙男心典按：凡物之多子者，久服之亦令人多子。且菟丝子、车前煮汁，胶腻极似人精，故能益精而聚精；况又得枸杞、覆盆，皆滋润之品以助之乎！尤妙在五味子收涩，与车前子之通利并用，大具天然开阖之妙[3]，亦时方之颇有意义者。

修园于女科择用数方之后，必短注数语，诸子读之，咸谓语短味长。起而问曰：脾胃之药以米汤送下，正法也。而治肝之剂亦用之者，取震坤合德之义也[4]。治肺之剂亦用之者，取火归土旺之义也。惟肾处最下，用药宜速其下行，若杂以脾胃之药，恐逗留其下行之性，濡滞于中而作胀。前者时行之某医，治一老妇，评于方后云：老年阴虚，当以六味地黄丸为

---

〔1〕阳事不举：即阳痿。

〔2〕鳔〔biào 标（去声）〕：多数鱼类消化管背面，椎骨、背大动脉和肾脏的腹面的长囊状器官。

〔3〕阖：关闭。

〔4〕震：八卦之一，卦形为☳。象征雷震。又为六十四卦之一，震上震下。《易·震》曰："象曰，洊雷，震。"洊，重复。谓连续打雷，乃为威震。

主，而脾胃又须兼顾，加入粳米八钱，为脾胃双补立法。夫子闻之而喷饭。兹何以补肾诸丸，而以米汤送下乎？

曰：《内经》云，精不足者补之以味[1]。味者，五谷之正味也。扁鹊云[2]，损其肾者益其精。精者，五谷之精华也。《洪范》论味[3]，而曰稼穑作甘。甘者，正味也。世间物惟五谷得味之正[4]，但能淡食谷味，最能养精。袁了凡云，煮粥饭中，有厚汁滚作一团者，此米之精液所聚，食之最能补精。余于补肾各丸，必以米汤送下者，此物此志也。若时医以熟地黄与白术、粳米同用者，则有毫厘千里之差耳！

十补丸　治血气两虚，先天之水火俱衰，少年而有老态者。

鹿茸　泽泻　附子　肉桂　山茱　薯蓣　茯神　人参　当归　白术各等分

炼蜜为丸，如梧桐子大，米汤送下三钱。此方与十全大补同意。但十全大补汤从气血之流行处著眼，气血者，后天有形之用也；此方从水火之根本处著眼，水火者，此是先天无形之体也。二方之分别在此。

新定加味交感丸　治妇人不育。

香附去毛，水浸一昼夜，炒老黄色，半斤　菟丝子一斤，制　当归童便浸，晒干茯神各四两，生研

---

[1] 精不足者补之以味：语出《素问·阴阳应象大论》。精不足，指人体的精髓亏虚，当补之以厚味，使精髓逐渐充实。厚味，指富于营养的动植物食品，也指味厚的药物，如熟地黄、肉苁蓉、鹿角胶等药。

[2] 扁鹊：姓秦，名越人。渤海郡郑人。生活于公元前五世纪左右。擅长各科，医名甚著。《汉书·艺文志》载有《扁鹊内经》《扁鹊外经》等书，已佚。现存《难经》一书，是后人托名秦越人的著作。

[3] 《洪范》：《尚书》篇名。洪，大。范，法，规范。旧传为商末箕子向周武王陈述的"天地之大法"。今人或疑为战国时期的作品。

[4] 五谷：五谷的解释较多。《素问·脏气法时论》（王冰注本）认为五谷即粳米、小豆、麦、大豆、黄黍（即黄米）。

次孙男心兰禀按：水与土相调，则草木生；脾与肾相和，则胎息成。菟丝子一物而备水土之气，故取之为君；当归能滋子宫之干燥，故取之为使；至于香附、茯神，铁瓮翁名交感丸，其效详载于《内经拾遗》中，不待赘论。

门人问曰：转女为男，果有此法否乎？

曰：于传有之。有令孕妇佩极大之雄黄者；有令著本夫之衣冠，环水井而左旋三周，面觑井中之形[1]，不令人见者；又于床下暗存刀斧，刀背向上，刀口向下者；密存雄鸡毛羽于席下者。吾亦姑藏其说而弗论之。大抵厚积阴功、广行善事而不没人善，更为第一善事，不必持斋祈祷[2]，定叫熊罴之占[3]。

---

〔1〕觑（qù 去）：看；窥探。

〔2〕斋：信仰宗教的人所吃的素食。 祈祷：宗教仪式之一。各教都有由信教者以赞美、感谢、禀告、恳求等方式，向他们所信仰的天、地、神进行祷告，祈福免灾。

〔3〕熊罴（pí 皮）：熊和罴，两种猛兽。常用以比喻凶猛的势力。《诗·小雅·斯干》曰："吉梦维何？维熊维罴。"又云："维熊维罴，男字之祥。"后以"熊梦"或"熊罴入梦"为生子的吉兆。

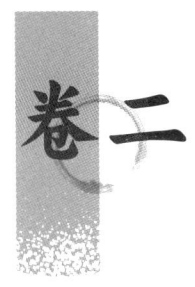

卷二

胎　前

门人问曰：《金匮》妊娠一门，夫子之注甚详，恐难为浅学道也。此外，还有简易之法，贤愚可共晓否？

曰：夫道一而已矣，浅者自见其浅，深者自见其深也。《金匮》本于《灵》《素》，后之高明者，得《金匮》之一知半解，敷衍成篇。如今之举业家，取五经四书题目[1]，作臭腐时文，文无定体，惟不失立言之语气，而合时文之法度，斯得矣！兹且从俗而言时法。王海藏云：胎前气血和平，则百病不生。若气旺而热，热则耗气血而胎不安[2]，当清热养血为主。若起居饮食调摄得宜，绝嗜欲，安养胎气[3]，虽感别症，总以安胎为主[4]。

〔1〕五经：五部儒家经典。始称于汉武帝时。即《诗》《书》《礼》《易》《春秋》。其中保存有中国古代丰富的历史资料，长期成为封建统治阶级的教科书，并作为宣传封建宗法思想的理论根据。　四书：即《大学》《中庸》《论语》《孟子》的合称。淳熙间（1174—1189），朱熹撰《四书章句集注》，"四书"之名始立。此后，长期成为封建王朝科举取士的初级标准书。

〔2〕胎不安：即胎动不安。简称"胎动"。系指胎儿频频躁动、腹中痛并有下坠感，甚则阴道流血的病症。

〔3〕胎气：见《千金要方》。指胎儿在母体所受的精气。

〔4〕安胎：出《经效产宝》。指对胎动不安或素有流产史的孕妇进行保胎或预防流产的方法。

又云：安胎之法有二，如母病以致动胎者，但疗母则胎自安；或胎气不固，或有触动以致母病者，宜安胎则母自愈。汪石山云[1]：凡胎前总以养血健脾、清热疏气为主，吾乡称为女科之最上者，父子相传，不外此说。而更深一步者，赵养葵云：胎茎之系于脾，犹钟之系于梁也。若栋柱不固，栋梁亦挠；必使肾中和暖，然后胎有生气，日长而无陨坠之虞，何必定以黄芩、白术哉！乃此四节，平易近人，行道人不可不俯而相就，毋取惊俗为也。

门人问曰：夫子引王海藏云，热则耗气血而胎不安。而朱丹溪谓胎前当清热养血为主[2]，以白术、黄芩为安胎之圣药。立论相同，而《金匮》治妊娠，开章即以桂枝汤为首方，且有大热之附子汤，温补之胶艾汤，不啻南辕北辙之异[3]！究竟从仲景乎？从海藏、丹溪乎？

曰：海藏、丹溪之论，原从《金匮》常服之当归散得来。《金匮》之附子汤、胶艾汤，又与其本篇养胎之白术散同义，须审妇人平日之体气偏阴偏阳，丰厚羸瘦，致病之因寒因热，病形之多寒多热，病情之喜寒喜热，又合之于脉而治之，不可执一也。

门人问曰：《金匮》论妊娠，开章以桂枝汤居其首，其原文云："妇人得平脉[4]，阴脉小弱[5]，其人渴[6]，不能食，无寒热，名妊娠，桂枝

---

〔1〕汪石山：即汪机，字省之（1463—1539）。明代医学家。安徽祁门人。撰有《外科理例》《痘治理辨》《医学原理》《读素问钞》《针灸问对》《伤寒选录》《运气易览》等书。对内、外、针灸、痘疹等科都有自己的见解。

〔2〕朱丹溪：即朱震亨，字彦修（1281—1358）。世居丹溪，故又称朱丹溪。著名医学家，金元四大家之一。著有《格致余论》《局方发挥》等书。提出"阳常有余，阴常不足"之说，主张保存阴精，勿妄动相火，是养阴派的代表人物。

〔3〕不啻（chì 翅）：不但；不仅；不止。 南辕北辙：辕，车前驾马的车杠。辙，车轮在路上走过留下的痕迹。辕向南而辙向北，比喻行动同目的相反。

〔4〕平脉：是平和无病的脉象。

〔5〕阴脉：指尺部脉。

〔6〕渴：《金匮要略心典》作"呕"。

汤主之","于法六十日当有此症,设有医治逆者,却一月加吐下者,则绝之"。各家所注,非失之浅则失之凿,请一一明之,以为一隅之举[1]。

曰:《金匮》云"妇人得平脉"者[2],言经水不行,不可为无病之人,而平脉乃为无病之脉,诊见此脉有喜出望外之意,故曰"得"也。其云"阴脉小弱"者,以阴脉属下焦尺部,视上、中二部之脉,不过小弱,小弱则非等于涩,为血滞之病脉,此即《内经》所谓"妇人有孕,身有病而无邪脉"之旨也。其云"渴,不能食"者,以妇人所食谷味,化为血气,下为月水。今月水乍聚而欲成胎,则中焦之气壅塞。中焦者胃也,胃病则懒于纳谷,故不能食。胃病则燥气偏胜,故口干而渴也。其云"无寒热"者,症自内起,不关外邪,安有恶寒发热之象哉?故以"渴,不能食,无寒热"七字,为妊娠之确切真语也。且云"于法六十日当有此症"者,特为"阴脉小弱"一句,自明其师古而不泥古之意。《内经》云:阴搏阳别[3],谓之有子。言阴尺脉旺与阳寸迥别。《难经》云[4]:按之不绝者,有孕也。亦言按阴尺而不绝也。今云阴脉小弱,何以与前圣后贤相反至此?而不知妊娠之初,月水乍聚,一月为脈[5],二月为胚[6],三月为胎[7]。今在六十日之内,

---

〔1〕一隅之举:即片面之举。

〔2〕得:指的是妊娠。

〔3〕阴搏阳别:脉象的一种。阴指尺脉,阳指寸脉。尺脉搏动显著滑于寸脉,称阴搏阳别。多见于妊娠。

〔4〕《难经》:医书名。原名《黄帝八十一难经》。旧题战国秦越人(扁鹊)撰。本书共八十一章。以问答体裁解释《内经》中关于脉法、经络、脏腑、疾病、腧穴、针法等方面的疑义。特别对脉法、针法等内容有所发挥,是研究祖国医学的重要文献。

〔5〕脈(méi 梅):妇女始怀胎。《广雅·释亲》曰:"脈,胎也。"

〔6〕胚:即胚胎。由受精卵发育而成的初期发育的动物体。在人,指怀孕最初两个月内的幼体。许慎《说文解字》曰:"胚,妇孕一月也。"

〔7〕胎:人及哺乳动物孕而未生的幼体。《说文解字》曰:"胎,妇孕三月也。"

其胎尚在将成未成之间，下焦之血运于中焦^{〔1〕}，而护膜胚，则下焦转虚，所以见小弱之脉；过此胎成，则渐见阴搏与按之不绝之脉矣。其云"医治逆者"四句。言妊娠只有六十日，以三月成胎之数计之，却少了一个月，其形不过为一团结聚之血，岂容药之稍误？若误药而加吐下，则祸不旋踵矣^{〔2〕}！"绝之"者，明告其故，更以《周易》勿药之说导之也^{〔3〕}。其用桂枝汤奈何？盖以身有病而脉无故，又非寒热邪气。凡一切温凉补泻之剂，皆未尽善，惟有桂枝汤一方，调和阴阳之为得也。

门人问曰：巢元方谓妊娠一月名始形^{〔4〕}，足厥阴脉养之。二月名始膏，足少阳脉养之。三月始胎，手心主脉以养之，当此时，血不流行，形象始化。四月始受水精以成血脉，手少阳脉养之。五月始受火精以成气，足太阴脉养之。六月始受金精以成筋，足阳明脉养之。七月始受木精以成骨，手太阴脉养之。八月始受土精以成肤革，手阳明脉养之。九月始受石精以成毛发，足少阴脉养之。十月五脏六腑、关节人形皆备。陈良甫

---

〔1〕下焦：三焦之一。三焦的下部，指下腹腔自胃下口至二阴部分。它的主要功用是分别清浊，渗入膀胱，排泄废料，其气主下行。　中焦：三焦的中部，指上腹腔部分。它的主要功用是助脾胃，主腐熟水谷，泌糟粕，蒸津液，化精微，是血液营养生化的来源。

〔2〕祸不旋踵：不幸的事立即发生。祸，不幸的事。旋踵，言时间之速。

〔3〕《周易》：也叫《易经》，简称《易》。我国古代有哲学思想的占卜书，是儒家的经典之一。"易"有变易（究穷事物变化）、简易（执简驭繁）、不易（永恒不变）之义，相传系周人所作（一说"周"有周密、周遍、周流之义），故名。通行的有唐代孔颖达的《周易正义》（注疏本）、李鼎祚的《周易集解》。

〔4〕巢元方：隋代医学家。大业中（605—616）任太医博士，610年主持编成《诸病源候论》，这是我国第一部论述病因和证候的专书。在传染病、过敏性疾患、寄生虫病、妇科、儿科、外科手术等方面，有许多值得称道的记述。

宗其说[1]，以五行分配四时。徐之才以十月分配某月见某症则用某药[2]。各家之说，当从否乎？

曰：十月分经养胎之说，创自隋之巢氏，张子和既斥其谬矣[3]。须知妇人自受胎以后，十二经气血俱翕聚以养胎元[4]，岂有某经养某月胎之理？又岂有限于某月必见某症、必用某方施治之理？齐东野人之语[5]，吾辈切勿述之以污口。

门人问曰：时医相传口诀，谓胎前无寒，吾乡女科俱宗此说，然其说与丹溪辈吻合者多，而求之《金匮》则大不然矣。《金匮》云：妇人怀孕六七月，脉弦发热，其胎愈胀，腹痛恶寒者，少腹如扇[6]，所以然者，

---

〔1〕陈良甫：即陈自明，字良甫（约1190—1270）。宋代著名医学家。临川人，世医出身。曾任建康府明道书院医学教授。广集宋以前有关妇产科文献三十多种，结合自己的实践经验，对宋以前妇产科学做了系统总结，编写成《妇人大全良方》，为其后妇产科发展奠定了基础。另编写成《外科精要》。强调"世无难治之病，有不善治之医；药无难代之品，有不善代之人"的积极治疗思想。

〔2〕徐之才：字士茂。南北朝时期北齐医家（约493—572）。丹阳人。据《北齐书》记载，他出身世医家庭，对天文、医药都有研究。他在前人的《雷公药对》一书基础上，增修撰成《药对》一书（已佚），在药物分类等方面，有一定贡献。

〔3〕张子和：即张从正，字子和，号戴人（约1156—1228）。著名的医学家，金元四大家之一。河南考城人。善用汗、吐、下三法，并在理论和实践上丰富、充实了三法。治病强调以祛邪为主，认为邪去正自安。由于偏重攻法，主张慎用补法，后世称他为攻下派。《儒门事亲》为其代表作。

〔4〕翕（xī 西）：收敛。 胎元：指母体中充养胎儿的元气。

〔5〕齐东野人之语：齐东，旧县名。孟子答弟子咸丘蒙（齐国人）问上古故事时说"此非君子之言，齐东野人之语也"（《孟子·万章上》）。后世因喻道听途说，荒唐无稽之语为"齐东野语"。

〔6〕少腹如扇：语出《金匮要略·妇人妊娠病脉证并治》。指妊娠六七月间，下腹部自觉寒冷，如被扇子所扇。这是由于下焦虚寒，阳气不能温养胞胎所致。

子脏开故也[1]。当以附子汤温其脏。仲景安胎用附子汤，大有取义。今人置而勿用，岂古法不堪为今用欤？

曰：医之所贵者，力学之外，得明师益友。日举其所治之症与圣经之异同，合而讲论，始知其妙。其云妇人怀孕六七月，其六七月之前，身无大病可知也。今诊其脉弦，弦为阴象；其身发热，热为阳浮；其胎愈胀，胀为虚寒。何以谓之曰"愈"？愈者，更加之意也。吾于此一字，而知此妇人本脏素属虚寒者[2]，常有微胀，今因病而增胀，故曰"愈"也。且可因此一字而定其脉。弦为阴盛于内，发热为阳格于外也。且人之一身，以背与腹分其阴阳也[3]。背为阳，而头项该括其中；腹为阴，而大小腹该括其中。今痛而恶寒，不在阳部之背与头项，而在阴部之腹大腹，在脐上之中脘、下脘，乃太阴坤土、阳明中土所属也。小腹在于脐下，乃少阴水脏、膀胱水腑之所属也。小腹两旁名为少腹，乃厥阴肝脏、胞中血海之所居也。今云少腹如扇者，实指子脏虚寒，不能司闭藏之令，故阴中寒气，习习如扇也。附子汤方，《金匮》阙之[4]，其为《伤寒论·少阴篇》之附子汤无疑。《张氏医通》云[5]：世人皆以附子为堕胎百药长[6]，仲景独以为安胎之圣药，若非神而明之，莫敢轻试也。

门人问曰：妊娠二三月，心烦、恶食、呕吐等症，医名"恶阻"；得胎后，

---

〔1〕子脏：即子宫。

〔2〕本脏：亦指子宫。

〔3〕腹：在胸部的下方，相当横膈膜以下的部分，其中在脐以上的部分叫做"大腹"，脐以下的部分叫做"小腹"，小腹两旁名"少腹"。

〔4〕阙：与"缺"同义。

〔5〕《张氏医通》：①综合性医书。十六卷。清代张璐撰于1695年。本书以内科诊治为主，兼及其他各科。全书内容较为丰富，叙述系统，流传颇广。②丛书。又名《张氏医书七种》。刊于1699年。系张璐父子所撰《张氏医通》《本经逢源》《诊宗三昧》等七种医书的合刊本。

〔6〕堕胎：指妊娠未足月而流产，一般指妊娠三个月以内，胎儿还未成形时坠下。

腹常痛，医名"胞阻"[1]。但"恶阻"症《金匮》无其名[2]，而"胞阻"则有之。但"阻"者，阻隔之义，隔者宜通，保胎岂得用通之法乎？不然何以谓之"阻"乎？

曰：《金匮》虽无恶阻之名，而第一节云"其人渴，不能食，无寒热，名妊娠，桂枝汤主之"。一本"渴"字作"呕"字，注家谓为"恶阻"，《产宝》谓为"子病"是也[3]。呕吐不止者，《金匮》用半夏人参丸，主胃有寒饮。若胃热上行而呕吐，《千金》于此方[4]，以生姜易干姜，加茯苓、麦冬，重加鲜竹茹，作汤甚效。方中取半夏味辛降逆，辛则性烈，以直通其阻隔。楼全善[5]、薛立斋皆谓为治恶阻之良方[6]。高鼓峰谓与参、术

〔1〕胞阻：病名。又名妊娠腹痛。指孕妇发生小腹部疼痛的病症。

〔2〕恶阻：指妊娠两个月左右，出现不同程度的反应，如胸闷不舒、恶心呕吐、恶闻食气、食入即吐、头重目眩等，古代又有称为"子病""病儿""阻病"等，是妊娠期最常见的病症。

〔3〕《产宝》：医书。即《经效产宝》。唐代昝殷著于大中初年。此书早佚。清代张金城在日本得此，重印刊行。全书三卷。上卷讨论妊娠疾患、安胎法、饮食宜忌及难产等，中下二卷则叙述各种产后疾患，共四十一门，二百六十余方。体例类似《千金要方》。堪为后世医学法则。

〔4〕《千金》：医书名。即《千金要方》，一名《备急千金要方》。三十卷。唐代孙思邈撰于七世纪中期。作者以人命重于千金而取为书名。本书较系统地总结和反映了唐代以前的医学成就。记述了本草、制药、妇、儿、内、外各科病症以及解毒、备急、食治、养性、平脉、针灸孔穴主治和导引等多方面的内容，取材丰富，有很高的参考价值。

〔5〕楼全善：即楼英，一名公爽，全善系其字（1320—1389）。浙江萧山人。明代医学家。其学术思想以《内经》等古典医著为本，并认为千变万化之病态都离不开阴阳五行。著有《医学纲目》一书，将疾病按阴阳脏腑加以分类归纳，有纲有目，对后世有一定影响。

〔6〕薛立斋：即薛己，字新甫，号立斋（约1486—1558）。江苏苏州人。明代医学家。通内、外、妇、儿、眼、齿等科，尤精于疡科。主张治病多求其本原，倡用补真阴真阳的方剂。编辑和校刊医书较多，如《内科摘要》《校注外科精要》《校注妇人良方》《校注钱氏小儿药证直诀》《口齿类要》《本草约言》等，均收入《薛氏医案二十四种》中。

同用，不独于胎无碍，而且大有健脾、安胎之功。余每用六君子汤辄效。至于胞阻，《金匮》则与漏下[1]、俗名漱经。半产[2]、四五月堕胎，谓之半产。半产后下血不绝、伤其血海。妊娠因癥而下血《金匮》用桂枝茯苓丸下其癥而安其胎。合而并论。盖以胞阻与各症，皆为冲任二脉之所司，病异而源同也。且夫妊娠之胎气[3]，原由阳精内成与阴血外养之者也。今阴血之自结，与胎阻隔而不相和，阴结阴位，所以腹中作痛。书云："通则不痛。"通之即所以安之，惟胶艾汤丝丝入扣[4]。且胞阻所云与漏下等症，皆阴阳失于抱负[5]、坤土失于堤防所致。《金匮》制此方以统治各病，微乎！微乎！方中芎、归宜通其阳血，芍、地宜通其阴血，又得阿胶血肉之品，同类相从以养之，皆令阴阳之抱负也。甘草缓中解急，又得艾叶温暖子宫，补火而生土者以助之，皆令坤土之堤防也。故为调经、止漏、安胎、养血之良方。

又问：《金匮》云，妇人"腹中疞痛[6]，当归芍药散主之"，亦是胞阻与否？

曰：疞痛者，微痛而绵绵也。乃脾虚反受水凌，郁欲求伸而不得，故绵绵作痛，宜当归芍药散兼渗其湿，与胞阻之治不同。

门人问曰：《金匮》云，妇人妊娠，宜当归散主之[7]，此以凉补为

---

〔1〕漏下：经水停后，又续见下血，淋漓不断，谓之漏下。

〔2〕半产：即小产。

〔3〕胎气：见《千金要方》。指胎儿在母体内所受的精气。人由胚胎以至成形，皆赖胎气而逐渐滋长。离开母体以后，生长发育的正常与否，亦与胎气禀受有关。如禀受充足，则气血调和，精神充沛，发育正常，形体壮健。如禀受不足，则发育障碍、形体羸瘦，如至四五岁尚不能立行等，均属胎气不足的象征。

〔4〕丝丝入扣：比喻一一合拍，丝毫没有出入。扣，通"筘"。织布时，每条经线都有条不紊地从筘中通过。

〔5〕抱负：手抱肩负；携带。阴阳失于抱负指的是阴阳失调的意思。

〔6〕疞（jiǎo 绞）痛：腹中拘急，绵绵作痛。疞，与"绞"义同。

〔7〕妇人妊娠，宜当归散主之：语出《金匮·妇人妊娠病脉证并治》第九条。原文为"妇人妊娠，宜常服当归散主之"。

安胎法也。又云，妊娠养胎，白术散主之，此以温补为安胎法也。今皆宗丹溪"黄芩、白术为安胎之圣药"之说，是白术散用蜀椒之法可以永废矣。夫子以为何如？

曰：二方皆主白术，谓白术为安胎之圣药则可，又合黄芩以并言，则未免为一偏之言耳。凡瘦人多火，火盛则耗血而伤胎，宜用当归散。肥白人外盛内虚，虚则生寒，而胎不长，宜用白术散。余内子每得胎三月必坠[1]，遵丹溪法，用药连坠五次。后余赴省应试，内子胎适三个月，漏红欲坠，先慈延族伯字延义[2]，以四物汤加鹿角胶、补骨脂、杜仲、续断各二钱，一服而安。令每旬一次。余归已六个月矣，阅其方大为一骇！叹曰：补骨脂，《本草》载其坠胎，又合鹿角胶、杜仲之温，芎藭之行以助之，竟能如此之效！设余在家，势必力争，又以黄芩、白术坠之矣！此后凡遇胎漏欲坠之症[3]，不敢专主凉血；而半产应期而坠者，专主大衰论治。扁鹊谓：命门为男子藏精、女子系胞之所，胎孕系于命门[4]，命门之火，即是元气，以此养胎，故有日长之势。譬如果实，生于春而结于夏，若春夏忽作非时之寒气凉风，则果实亦因之以黄陨矣[5]。惟用大补大温之剂，令子宫常得暖气，则胎自日长而有成。若非惯患半产[6]，不必小题大做。凡得胎后，预服扶胎之药，以防漏坠，只用平补之法，余新定所以载丸[7]，最验。

---

〔1〕内子：古时人之妻、己之妻都可称为内子。后来用以称谓自己的妻子。

〔2〕先慈：旧时对已去世母亲的尊称。

〔3〕胎漏：病症名。见《素问病机气宜保命集》。又名胎前漏红。多因气血虚弱、肾虚、血热等致冲任不固，不能摄血养胎。症见阴道不时下血、量少或按月来血点滴，并无腰酸腹痛及小腹下坠等现象。《医学入门》曰："不痛而下血者为胎漏。"

〔4〕命门：有生命的关键之意。是先天之气蕴藏所在，人体生化的来源，生命的根本。命门之火体现肾阳的功能，包括肾上腺皮质功能。《难经·三十六难》曰："命门者，诸神精之所舍、原气之所系也，故男子以藏精，女子以系胞。"

〔5〕陨：落下。

〔6〕惯患半产：相当于习惯性流产。

〔7〕新定所以载丸：系陈修园验方。

门人问曰：夫子前刻《三字经》[1]，引徐忠可谓[2]，《金匮》妊娠篇凡十方，而丸散居七，汤居三，盖以汤者荡也，妊娠当以安胎为主，则攻补皆宜缓，不宜峻故也。但十方间有未录者，未知其故？

曰：古人识见百倍于今人，凡未悉其所以然之妙者，恐针锋不能相对，贻误后人，故姑阙之。且当归散、白术散二方，余亦罕用也。

门人问曰：海藏以四物等分，随所患之症，加入二味，名六合汤，驱病而无损于胎，且亦简便可从，夫子何不全录之以为法乎？

曰：四物汤为妇科之总方，海藏取之以护胎，胎得所护，则寒、热、攻、补之峻剂，俱在胎外，以除病而胎元则晏然[3]，不知此法甚巧而可从。但伤寒宜按六经而加之[4]，杂病宜取按各病之主药而加之，难以预定为何药。且海藏表实方加麻黄、细辛，尚无大误；而表虚方加防风、苍术，则失之远矣！何不云一合麻黄汤，一合桂枝汤之为得乎！吾更推其意而论正之：子满者[5]，孕妇忽见通身肿满，是胎中挟水，水与血相搏，前方加白术、陈皮、茯苓、泽泻；子气者[6]，病在气而不在水，气滞而足面肿、喘闷烦食，甚则脚指出黄水，前方去地黄，加香附、紫苏、陈皮、天仙藤、炙甘草，《金匮》葵子茯苓散慎勿轻用；子悬者[7]，何柏斋谓为浊气举

---

[1]《三字经》：即《医学三字经》。陈修园医书之一。撰于1804年。全四卷。采用三字一句的形式写成，附以注释。

[2]徐忠可：即徐彬，字忠可。清代医家。著有《金匮要略论注》。

[3]晏（yàn 燕）然：即安然的意思。

[4]六经：出《内经》。即太阳经、阳明经、少阳经和太阴经、少阴经、厥阴经的合称。《伤寒论》以六经及其所属脏腑的生理病理症状等，作为外感热病辨证分型的纲领。

[5]子满：病名。出《诸病源候论》。即妊娠肿满的病症。

[6]子气：病名。见《妇人良方》引《产乳集》。妇女怀孕后由于脾肾阳虚，水湿停聚，流泛于下，出现下肢浮肿、小便清长的病症。

[7]子悬：病名。出《妇人良方》。多因平素肾阴不足，肝失所养，孕后阴亏于下，气浮于上，冲逆心胸。

胎上凑也〔1〕，胎热气逆、心胃胀满，前方去地黄，加紫苏、陈皮、大腹皮、人参、甘草、生姜；子烦者〔2〕，心中懊憹〔3〕、口燥心烦，前方加麦冬、知母、竹叶、人参、甘草；子淋者〔4〕，孕妇小便涩少，乃肺燥而天气不降，前方加天门冬以清之，肾燥而地气不升，前方加细辛以润之，佐木通、茯苓以通其便，人参、甘草以补其虚，即《本草》安荣散之义。而《金匮》云：妊娠，小便难〔5〕，饮食如故，以当归贝母苦参丸主之。大意以肺之治节〔6〕，行于膀胱，则热邪之气除，而淋沥自止。而转胞症〔7〕，又与子淋便难二症分别，或因禀受弱者，或因忧郁伤脾者，或因性急伤肝者，或因忍小便所致者。大抵胎下而压胞〔8〕，胞系了戾不通〔9〕，其状小腹急痛、不得小便，甚者至死，必令胎能举起，悬在中央，胞系得疏，水道自行。前方加参、术、陈、半、升麻、生姜，空心服之，或服药后以手探吐，吐

---

〔1〕何柏斋：即明代学者何瑭，字粹夫，号柏斋（1474—1543）。怀庆武陵人。弘治进士，翰林院修撰，官至南京右都御史。著有《医学管见》一卷。

〔2〕子烦：病名。出《诸病源候论》。妇女怀孕后因血聚养胎，阴血不足，或素有痰饮，复因郁怒忧思，致使火热乘心，神志不宁，出现心惊胆怯、烦闷不安的病症。

〔3〕心中懊憹（nóng 农）：语出《伤寒论》。汪必昌《医阶辩证》称："懊憹之状，心下热如火灼不宁，得吐则止。"这是胸膈间自觉有一种烧灼嘈杂感的症状。因病位在胸膈心窝部位，故又称为"心中懊憹"。

〔4〕子淋：病名。出《诸病源候论》。孕妇因阴虚、实热、湿热、气虚等致使膀胱气化不行，出现小便频数、淋漓疼痛的病症。

〔5〕小便难：怀孕以后，血虚有热，气郁化燥，膀胱津液不足，故致小便难而不爽。

〔6〕肺之治节：《素问·灵兰秘典论》记载"肺者，相傅之官，治节出焉。"相傅，有辅助君主的意思，在脏腑活动中，心肺功能的协调是很重要的，是人体脏腑器官依着一定的规律活动所必不可少的因素。治节，即治理、调节。主要是指肺和心的机能必须相互协调以共同保持正常的生理活动。

〔7〕转胞：指妊娠小便不通。即孕妇因胎压迫膀胱，出现下腹胀而微痛、小便不通的一种病症。

〔8〕胞：同"脬"，即膀胱。

〔9〕胞系了戾：谓膀胱之系缭绕不顺，而影响排尿。

后又服之。又《金匮》云："但利小便则愈,宜肾气丸主之[1]。"意者,胞之所以正者。胞之前后左右,皆大气充满,扶之使正,此方大补肾中之气,所以神效。子嗽者[2],怀孕咳嗽,由于火盛克金,前方加桑白皮、天门冬、紫菀、竹茹、甘草。子痫者[3],怀孕卒倒无知、目吊口噤、角弓反张,系肝风内动,火势乘风而迅发,前方加羚羊角、钩藤、竹沥、贝母、僵蚕;甚者间服风引汤,继以竹叶石膏汤、鸡子黄连汤以急救之。子鸣者[4],妊娠腹内儿有哭声,乃脐下疙瘩,儿含口中,因孕妇登高举臂,脱出儿口,以作此声,前方加茯苓、白术,仍散钱于地,令其曲腰拾之,一二刻间疙瘩入儿口,其鸣即止。子喑者[5],妊娠八九月间,忽然不语。盖胎系于肾,肾脉荣舌本,今因胎气壅闭,肾脉阻塞,应静候其分娩后,则自愈;或用前方加茯苓、远志,一二服亦可。凡此之类,言之不尽,学者以意通之可也。

门人问曰:妇人妊娠之脉何如?

曰:《内经》及后贤论脉皆繁而难学,惟普明子简便可从[6]。普明子云:《经》云,妇人有孕者,身有病而无邪脉也[7]。有病,谓经闭;无邪脉,

---

〔1〕但利小便则愈,宜肾气丸主之:语出《金匮·妇人杂病脉证并治》第十八条。

〔2〕子嗽:即妊娠咳嗽。指妊娠期中出现干咳,日久不止,甚至五心烦热、胎动不安的病症。

〔3〕子痫:病名。出《诸病源候论》。又名妊娠痫证、妊娠风痉、儿风、子冒。指妊娠期间,孕妇突然昏仆,不醒人事,四肢抽搐,少时自醒,醒后复发的证候。

〔4〕子鸣:病名。症状为孕妇自觉下腹部有辘辘之声如儿啼,隐约可闻。

〔5〕子喑:病名。指妊娠期间出现声音嘶哑或不能发声的一种病症。

〔6〕普明子:即清代医家程国彭。字钟龄,法号普明子。天都人。以医术闻名,编有《医学心悟》一书,简明实用,多为医家所采用。另撰有《外科十法》一卷。

〔7〕身有病而无邪脉也:语出《素问·腹中论》。病,谓经闭也。《脉法》曰:尺中之脉来而断绝者,经闭也;脉不利若尺中脉绝者,经闭也。今病经闭脉反如常者,妇人妊娠之证。

谓脉息如常，不断绝也。《经》又云，手少阴脉动甚者，孕子也[1]。少阴心也，心主血脉，心脉旺则血旺，而为孕子之兆。《经》又云，阴搏阳别，谓之有子[2]。言二尺脉旺，与两寸迥别，亦为有孕。以上三者，但得其一，即为孕脉。分而占之[3]，合而推之，而孕脉无遁情矣[4]。

或为流利雀啄，亦为孕脉，何也？

答曰：流利者，血正旺；雀啄者，经脉闭塞不行。故脉疾而歇，至此数月之胎也。不知者断为病脉，则令人耻笑。

或为孕有男女，何以脉而知之乎？

答曰：左寸为太阳，脉浮大知为男也；右寸为太阴，脉沉实知为女也。若两寸皆浮大，主生二男；两尺皆沉实，主生二女。凡胎孕弦、紧、滑、利为顺，沉、细、微、弱为逆也。

门人问曰：妊娠有食忌、药忌，当以谁氏为主？

曰：此一定之板法。《达生篇》及《妇人良方》《女科大成》《济阴纲目》等书[5]，皆互相沿习，今以普明子所定为主。普明子云，有孕之后，凡忌食之物，切宜戒食。

---

〔1〕手少阴脉动甚者，孕子也：出《素问·平人气象论》。手少阴，全元起本作"足少阴"。

〔2〕阴搏阳别，谓之有子：出《素问·阴阳别论》。阴，谓尺中也。搏，谓搏触于手也。尺脉搏击，与寸口殊别，阳气挺然，则为有妊之兆。何者？阴中有别阳故。

〔3〕占：据有。《史记·平准书》曰："各以其物自占。"

〔4〕遁：逃避。

〔5〕《妇人良方》：医书。即《妇人良方大全》。二十四卷。宋代陈自明撰于1237年。作者编集宋以前有关妇产科著作，将病症归纳为调经、众疾、求嗣、胎教、妊娠、坐月、产难和产后等。 《济阴纲目》：医书。五卷。明代武之望撰。刊于1620年。1665年汪琪重订为十四卷，内容未变，仅加评注，为今之通行本。本书是在《妇科证治准绳》一书基础上改编整理而成。对于女科的经、带、胎、产诸病分列纲目，引录资料丰富，选方也较实用。

食鸡子糯米，令子生寸白虫[1]；食羊肝，令子多疾；食鲤鱼，令子成疳[2]；食犬肉，令子无声；食兔肉，令子缺唇；食鳖肉，令子项短；食鸭子，令子心寒；食螃蟹，多致横生[3]；食雀肉，令子多淫；食豆酱，令子发哮；食野兽肉，令子多怪疾；食生姜，令子多指；食水鸡、鳝鱼，令子生癞[4]；食骡、马肉，延月难生。如此之类，无不验者，所当深戒。

又云：妊孕药忌歌，凡数十种，推之尚不止此。然药中如斑蝥、水蛭、蛇蜕、蜈蚣、水银、信砒等药，皆非恒用之品，姑不论。兹特选其易犯者约纂数语[5]，俾医者举笔存神，免致差误。其他怪异、峻险之品，有在孕时，自应避忌，不待言也。

歌曰：乌头附子与天雄，牛黄巴豆并桃仁；芒硝大黄牡丹桂，牛膝藜芦茅茜根；槐角红花与皂角，三棱莪术薏苡仁；干漆蒿茹瞿麦穗[6]，半夏南星通草同；干姜大蒜马刀豆，延胡常山麝莫闻。此系妇人胎前忌，常须记念在心胸。

长孙心典按：上药忌犯似矣。然安胎止呕有用半夏者，妊孕热病有用大黄者，妊孕中寒有用干姜、桂、附者，是何说也？昔黄帝问于岐伯

---

〔1〕寸白虫：九虫病之一。出《诸病源候论》卷十八。又名白虫病、脾虫病。多因食生肉或未熟猪、牛肉所致。本病即绦虫病，所称寸白虫长寸许，实为绦虫的一个节片。

〔2〕疳：病名。又称疳证或疳积。前人谓："疳者干也。"是泛指小儿因多种慢性疾患而致形体干瘦、津液干枯之证。古代列为小儿四大证（痘、麻、惊、疳）之一。临床上以面黄肌瘦、毛发焦枯、肚大青筋、精神萎靡为特征。《小儿药证直诀》曰："疳皆脾胃病，亡津液之所作也。"

〔3〕横生：即横产。见《诸病源候论》。又名觅盐生、讨盐生。指分娩时儿手先下。因此必须做好产前定期检查，方可避免横生。

〔4〕癞：即疠风。病名。出《素问·风论》。又名大风、癞病、大风恶疾、大麻风、麻风。因体虚感受暴疠风毒，邪滞肌肤而发，或接触传染，内侵血脉而成。

〔5〕纂〔zuǎn 钻（上声）〕：把文字资料组织起来。

〔6〕蒿（lú 驴）茹：药用草名。《本草纲目·草部六》曰："生山原中，春初生苗，高二三尺，根长大如萝卜、蔓菁状。"

曰[1]："妇人重身[2]，毒之何如[3]？"岐伯对曰："有故无殒，亦无殒也[4]。大积大聚[5]，其可犯也[6]，衰其大半而止[7]。"有故者，谓有病；无殒者，无殒乎胎也；亦无殒者，于产母亦无殒也。盖有病则病当之，故毒药无损乎胎气。然大积大聚，病势坚强，乃可以投之；又须得半而止，不宜过剂，则慎之又慎矣！用药者，可不按岐黄之大法耶？

门人问曰：临产将护及救治之法何如[8]？

曰：《达生篇》一书，发挥详尽，一字一珠，不必再赘。凡男人遇本妇怀孕[9]，宜执此书，日与讲论三四页，不过半月也，可令全书熟记。较日夜与之博弈，或闲谈消遣，孰得孰失？请一再思之。余又于《达生篇》所未及者补之：凡验产法，腰痛腹不痛者未产；腹痛腰不痛者未产；必腰腹齐痛甚紧时，此真欲产也。如遇迟滞，以药投之则得矣。盖天之生人，原造化自然之妙，不用人力之造作，但顺其性之自然而已。

次男元犀按：凡新产之妇，其脏气坚固，胞胎紧实，产前宜服保生无忧散二三剂，撑开道路，则易生。此方于浆水未行时服之[10]，若浆水既行，迟滞不产，劳倦神疲，宜十全大补汤以助其力。且恐浆水太过，血伤而胎不灵活，急宜当归补血汤，或加肉桂，或加附子随宜。此高鼓峰之心法，

---

[1] 黄帝问于岐伯：出《素问·六元正纪大论》。
[2] 重身：语出《素问·奇病论》。指妇女怀孕而言。妇人怀孕，则身中有身，故曰"重身"。
[3] 毒之：用毒药治病的意思。
[4] 有故无殒，亦无殒也：殒，通"陨"，坠落。前"无殒"是指对胎儿无害；后"无殒"是指母体安全。
[5] 大积大聚：即积聚癥瘕，是指腹中较大的硬块。
[6] 其可犯也：非用有毒的药攻下而不能取效时，是可以使用的。
[7] 衰其大半而止：使用也要有一定的限度，当病势已减去大半，则要停止使用。
[8] 将护：调养护理。将，养。
[9] 本妇：指自己的妻子。
[10] 浆水：即羊水。

余屡用屡效。或交骨不开[1]，或阴门不闭[2]、子宫不收，三者皆元气不足。交骨不开者，前人传有加味归芎汤，张石顽立论诋之[3]。谓每见服此，恶血凝滞，反成不救。惟大剂人参、童便，入芎、归剂中，助其气血，立效。阴门不闭者，十全大补汤倍参、桂，补而敛之。子宫不收者，补中益气汤加酒芍一钱、肉桂五分，补而举之。其实张石顽之论，亦未免矫枉过正。即如加味芎归汤，谓为力量不大则可，谓为留血增病则不可。至于前人所传试验之丸，催生有华佗顺生丹[4]、如神散，胞衣不下有失笑散[5]、花蕊石散，业是道者不可不备。又难产，灸产妇右足小趾尖[6]，艾炷如小豆大，三五炷立产，不可不预讲其法。

● 金匮方八首、时方九首

桂枝汤《金匮》　妊娠胎前第一方。尤在泾云："脉无故而身有病，而又无寒热邪气，则无可施治，惟有桂枝汤调和阴阳而已矣。"徐忠可云：桂枝汤，外症得之为解肌和荣，内症得之为化气调阴阳也。今妊娠初得，上下本无病，因子宫有凝气溢上下故，但以芍药一味，固其阴气，使不得上溢；以桂、甘、姜、枣，扶上焦之阳而和其胃气。但令上焦之阳气充，

---

〔1〕交骨：即妇女的耻骨。古人认为此骨两块相合，在孕妇生产时，能自行开放，产后自行复原，所以叫做交骨。

〔2〕阴门：指阴道口和尿道口的区域。

〔3〕张石顽：即张璐。字路玉，号石顽。长洲人。清代医学家。著述有《张氏医通》《伤寒缵论》《伤寒绪论》《本经逢原》《诊宗三昧》《千金方衍义》等。

〔4〕华佗：又名旉（同"敷"字），字元化。后汉末医学家。沛国谯人。精内、外、妇、儿、针灸各科，尤擅外科。创用麻沸散，给患者麻醉后施行腹部手术。所著医书已佚，现存《中藏经》，是后人托名之作。

〔5〕胞衣：即胎盘。

〔6〕足小趾尖：即至阴穴。出《灵枢·本输》。属足太阳膀胱经，井穴。位于足小趾末节外侧，距趾甲根角0.1寸处。主治胎位不正、滞产、头痛、昏厥等症。

能御相侵之阴气，足矣！未尝治病，正所以治病也。否则，以渴为邪热以解之，以不能食为脾不健而燥之，岂不谬哉！

桂枝茯苓丸 治妇人宿有癥病，成胎后三月而得漏下，又三月应期而下，而无前后参差，且动在脐上，不在脐下，可以定其为胎。有胎而仍漏下者，以旧血未去，则新血不能入胞养胎，而下走不止。此方先下其癥，即是安胎法。

桂枝 茯苓 丹皮 桃仁去皮尖 芍药各等分

上五味研末，炼蜜糊丸，如兔屎大，每日食前服一丸，不差，加至三丸。

歌曰：癥痼未除恐害胎[1]，胎动于脐下，为欲落；动于脐上，是每月凑集之血；癥痼之气妨害之，而下漏也。胎安癥去悟新栽；桂苓丹芍桃同等，气血阴阳本末该。

次孙心兰禀按：桂枝、芍药，一阳一阴；茯苓、丹皮，一气一血；合之桃仁，逐旧而不伤新。为丸缓服，所以为佳。

附子汤 方见《伤寒论》。

胶艾汤 《金匮》云：妇人有漏下者，有半产后因续下血不绝者，有妊娠下血者，假令妊娠腹中痛，为胞阻，胶艾汤主之。

干地黄六两 川芎 阿胶 甘草各二两 艾叶 当归各三两 芍药四两

上七味，以水五升、清酒三升合煮；取三升，去滓，内胶令消尽，温服一升，日三服，不差更作。

歌曰：妊娠腹痛阻胎胞，名曰胞阻，以胞中之气血虚寒，而阻其化育也。二两芎䓖草与胶；归艾各三芍四两，地黄六两去枝梢。

次男元犀按：芎、归、芍、地，补血之药也。然血不自生，生于阳明之水谷，故以甘草补之；阿胶滋血海，为胎产百病之要药；艾叶暖子宫，为调经安胎之专品。合之为厥阴、少阴、阳明及冲、任兼治之神剂也。后人去甘草、阿胶、艾叶，名为四物汤，则板实而不灵矣。此解与本论中所解互异，学

---

〔1〕痼：经久不易治的病。

者当与所以异处而悟其所以同[1]，则知圣方如神龙变化，不可方物也[2]。

当归芍药散

当归　川芎各三两　芍药一片　茯苓　白术各四两　泽泻半斤。

上六味，杵为散，取方寸匕[3]，酒和，日三服。

歌曰：妊娠疞痛势绵绵，不若寒热之绞痛，血气之刺痛之。三两芎归润且宣；芍药一斤泽减半，术苓四两妙盘旋。

次男元犀按：怀妊腹痛，多属血虚，而血生于中气[4]，中者，土也，土燥不生物，故以归、芎、芍滋之；土湿亦不生物，故以苓、术、泽泻渗之。燥湿得宜，则中气治而血自生，其痛自止。

当归贝母苦参丸

当时　贝母　苦参各四两

上三味，末之，炼蜜为丸，如小豆大，饮服三丸，加至十丸。

歌曰：饮食如常小水难[5]，妊娠郁热液因干；苦参四两同归贝，饮服三丸至十丸。男子加滑石五钱。

次男元犀按：苦参、当归，补心血而清心火；贝母开肺郁而泻肺火。然心火不降，则小便短涩；肺气不行于膀胱，则水道不通。此方为下病上取之法也[6]。况贝母主淋漓邪气，《神农本草》有明文哉！

当归散

当归　黄芩　芍药　川芎各一斤　白术半斤

---

〔1〕与：于。

〔2〕方物：犹言想象，指状。即仿佛。

〔3〕方寸匕：古代量取药末的器具。状如刀匕，大小为1寸正方，故名。一方寸匕约等于现代的2.74毫升，盛金石药末约为2克，草木药末为1克左右。

〔4〕中气：通常是指中焦脾胃之气和脾胃等脏腑对饮食的消化运输、升清降浊等生理功能而言，但有时单指脾气。

〔5〕小水难：即小便难。

〔6〕下病上取：《素问·五常政大论》曰："病在下，取之上。"疾病的症状表现在下部，用药物从上部治疗。

上五味，杵为散^[1]，酒服方寸匕，日再服。妊娠常服即易产，胎无疾苦，产后百病悉主之。

歌曰：万物原来自土生，妊娠常服之剂，当以补脾阴为主。土中涵湿遂生生；不穷。一斤芎芍归滋血，血为湿化，胎尤赖之。八两术一斤苓术本脾药，今作血药而入脾土，则土得湿气而生物，又有黄芩之苦寒，清脾以主之，肺气利则血不滞，所以生物不息。大化成。

白术散

白术　川芎　蜀椒三分，去汗　牡蛎

上四味，杵为散，酒服三钱匕^[2]，日三服，夜一服。

但苦痛，加芍药；心下毒痛，倍加芎䓖；心烦、吐、痛、不能饮食，加细辛一两，半夏大者二十枚，服之后，更以醋浆水服之；若呕，以醋浆水服之；复不解者，小麦汁服之已；后渴者，大麦粥服之。病虽愈，服之勿置。

歌曰：胎由土载木之功，血养相资妙有穷；土以载之，血以养之。阴气上凌椒摄下，胎忌阴气上逆，蜀椒具纯阳之性，阳以阴为家，故能使上焦之热而下降。蛎潜龙性得真铨。牡蛎水气所结，味咸性寒，寒以制热燎原，咸以导龙入海。此方旧本三物各三分，牡蛎阙之。徐灵胎云："原本无分两。"

加减歌曰：苦痛芍药加最美，心下毒痛倚芎是；吐痛不食心又烦，加夏廿枚一细使；醋浆水须服后吞，若还不呕药可止；不解者以小麦煮汁尝，以后渴者大麦粥喜；既愈常服勿轻抛，壶中阴阳大燮理^[3]。

程云来云^[4]：以大麦粥能调中补脾，故服之勿置，非指上药可常服也。此解亦超。方义已详歌中，不再释。

新定所以载丸　治胎气不安不长，妇人半产，或三月或五月按期不移

---

〔1〕杵：是用木棒或铁桩舂杵药物，使其粉碎或杵合使匀。

〔2〕钱匕：古代量取药末的器具。用汉代的五铢钱币量取药末至不散落者为一钱匕。
　　一钱匕约今五分六厘，合 2 克强；半钱匕约合二分八厘，合 1 克强。

〔3〕燮（xiè 泄）理：调和的意思。

〔4〕程云来：即程林。清代休宁人。著有《圣济总录纂要》。

者，必终身不能大产[1]，惟此丸可以治之。

白术一斤，去皮，放糯米上蒸半炷香久，勿泄气，晒干研为末　人参八两，焙为末　桑寄生六两，以自收者为真，不见铜铁，为末　云茯苓六两，生研为末　川杜仲八两，炒去丝，为末

以大枣一斤擘开[2]，以长流水熬汁迭丸[3]，如梧桐子大，晒干退火气，密贮勿令泄气。每早晚各三钱，以米汤送下。

按：白术为补土之正药，土为万物之母而载万物，故本方取之为君。茯苓感苍松之气而生，苗不出土，独得土气之全而暗长；桑寄生感桑精之气而生，根不入土，自具土性之足而敷荣。一者伏于土中，俨若子居母腹[4]；一者寄于枝上，居然胎系母胞。二物夺天地造化之神功，故能资养气血于无形之处，而取效倍于他药也。杜仲补先天之水火，而其多丝尤能系维而不坠。人参具三才之位育，而其多液尤能涵养以成功。今年甲子[5]，四百一十四甲子矣。此方从读书颇多、临症颇熟悟出。盖自唐宋以后，著女科书之前辈，不下数百人，未闻有一人道及于此，今特为补论，大为快事。

神验保生无忧散　妇人临产先服一二剂，自然易生。或遇横生倒产[6]，甚至连日不生，速服一二剂，应手取效，可救孕妇产难之灾，常保母子安全之吉。

当归酒洗，一钱五分　川贝母一钱　黄芪　荆芥穗各八分　厚朴姜汁炒　艾叶各七分　菟丝子一钱四分　川芎一钱三分　羌活五分　枳壳麸炒，六分　甘草六分　白芍酒洗，炒，一钱二分，冬月用一钱

---

〔1〕大产：又名正产、真产。即正常分娩。
〔2〕擘〔bāi 白（阳平）〕：同"掰"。即用手把东西分开。
〔3〕迭：同"叠"，即折迭。此当作"搓"解。
〔4〕俨：逼真；很像。
〔5〕今年甲子：即 1804 年，清代仁宗嘉庆九年。
〔6〕倒产：俗名脚踏莲花生、踏盐生。指分娩时，儿足先下，相当于臀足位分娩。

水二钟[1]，姜三片，煎至八分，空腹温服。

普明子曰：此方流传海内，用者无不响应，而制方之妙，人皆不得其解，是故疑信相半。余因解之，新孕妇人，胎气完固，腹皮紧窄，气血裹其胞胎，最难转动。此方用撑法焉。当归、川芎、白芍、养血活血也；厚朴，去瘀血者也，用之撑开血脉，俾恶露不致填塞[2]；羌活、荆芥，疏通太阳，将背后一撑，太阳经脉最长，太阳治而诸经皆治；枳壳疏里结气，将面前一撑，俾胎气敛抑而无阻滞之虞；艾穗撑动子宫，则胞胎灵动；川贝、菟丝，最能运胎顺产，将胎气全体一撑，大具天然活泼之趣矣；加黄芪者，所以撑扶元气[3]，元气旺则转动有力也；生姜通神明去秽恶，散寒止呕，所以撑扶正气而安胃气[4]；甘草协和诸药，俾其左宜右有，而全其撑法之神者也。此真无上良方，而今人不知所用，即用之而不知制方之妙，则亦惘惘然矣[5]！余故备言之以醒学者。

华佗顺生丹

朱砂五钱，研细，水飞　明乳香一两，箬上炙干[6]

上为末，端午日，猪心血为丸，如芡实大，每服一丸，用当归三钱、川芎二钱，煎汤送下（不经女人手）。

催生如神丹　治逆产横生，其功甚大。

百草霜　白芷不见火，为末，各等分

---

[1] 钟：古时的量名，即六斛四斗。

[2] 恶露：是分娩时应流出的瘀血。

[3] 元气：又叫原气，包括元阴之气和元阳之气。乃先天之精所化生，赖后天摄入之营养不断滋生。"原气"发源于肾（包括"命门"），藏于脐下"丹田"，借"三焦"的通路敷布全身，推动脏腑等一切组织器官的活动。故可以理解为人体生化动力的源泉。

[4] 正气：同真气。生命机能的总称。但通常与病邪相对来说，指人体的抗病能力。《素问遗篇·刺法论》曰："正气内存，邪不可干。"

[5] 惘：不得意。

[6] 箬（ruò 若）：竹编的器物。

上每服三钱，以童便、米醋和如膏，加沸汤调之；或用酒煎，加入童便少许，热服。书云："血见黑则止[1]。"此药不但顺生，大能固血，又免血枯之妙。

加味芎归汤

当归五钱　自败龟板童便炙酥　川芎各三钱　妇人头发一握，烧灰存性

水煎服。约人行五里许即生，设是死胎亦下。灼过龟板亦可用。

次男元犀按：阴虚而交骨不开用此；阳虚而交骨不闭，用当归补血汤加桂、附，又以热童便一半调之。此一阴一阳之对子也。何张石顽过诋之？

当归补血汤

当归二钱　黄芪一两

长孙心典禀按：胎犹舟也，血犹水也；水涨则舟浮，血干则胎滞，其彰明较著也[2]。若浆水既行，行之过多而不产，恐十全、八珍之功缓而不及，惟此汤黄芪五倍于当归，借气药以生其血，气行迅速而血即相随，而胎遂得血而顺下矣。然犹恐素体虚弱，必加附子之走而不守，以助药力，勿疑附子之过于辛热而少用也。高鼓峰谓："一切难产症[3]，于补血大剂之中，再加肉桂二三钱，堪云神验。"

失笑散　治瘀血胀胞，并治儿枕痛[4]，神效。

蒲黄炒　五灵脂去土，炒，各等分

共为末，醋糊丸，如桐子大，每服二三钱，淡醋水下。

---

〔1〕血见黑则止：有些植物药被火制变黑色后，有止血的功效，故说"血见黑则止"。《本草纲目》曰："香附炒黑则止血。"

〔2〕彰明：明朗；显现。

〔3〕难产：见《肘后方》。在分娩过程中，产力、产道、胎儿三因素，只要有一个不相适应，分娩就会发生困难，称为难产。宋代杨子建《十产论》中所说的伤产、催产、冻产、偏产、横产、倒产、碍产等，均属难产范畴。

〔4〕儿枕：病症名。出《卫生家宝产科备要》。又名儿枕痛、血母块。为产后因瘀血引起的下腹疼痛。

花蕊石散 治产后败血不尽，血迷血晕[1]，胎衣不下[2]，胀急不省人事，但心头温者。急用一服灌下，瘀血化水而出，其人即苏，效验如神，医家不可缺此。

花蕊石一斤 土色硫黄四两

上为末，和匀，先用纸泥封固瓦罐一个，入二药。仍用纸泥封口，晒干，用炭煅二炷香。次日取出研细，每服一钱，童便和热酒调下，甚者用二三钱。

牛膝散 治胎衣不下，腹中胀急，以此药腐化而下，缓则不救。

牛膝 川芎 蒲黄炒 丹皮各二两 桂心四钱 当归一两五钱

共为末，每服五钱，水煎服。

又妇人服药，勿犯三大忌：一曰麦蘖[3]，一曰牛膝，一曰木耳，又头蚕子亦然。余于胎前谆谆嘱其勿犯，业医者当知所戒矣。

---

[1]血晕：产后血晕，病症名。出《经效产宝》。因产后气血暴虚，虚阳上冒清窍，或恶露不下，内有停瘀，上攻心胸，以致突发头晕、昏厥、不省人事。本病为产后危证之一，应及时抢救。

[2]胎衣不下：病症名。出《经效产宝》。又名胞衣不下。指胎儿娩出后，胎盘超过半小时以上迟迟不下。多因分娩后气血太虚，无力继续排出所致。

[3]麦蘖（niè 聂）：即麦芽。

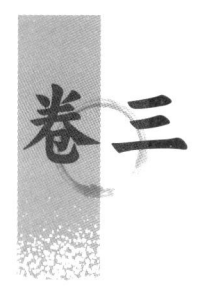

产　后

门人问曰：产后症诸家议论不一，治法互异。而吾闽历久相传，俱宗朱丹溪所云[1]：产后有病，先固气血。故产后以大补气血为主，虽有杂病[2]，以末治之。薛立斋、汪石山极赞其妙，而陈良甫、单养贤诸论皆不出其范围[3]，虞天民[4]、叶以潜又以去瘀血为主，二说互参，可以得攻、补两大法，究竟当从与否？

曰：此皆庸俗之见，亦且一偏之言，不足听也。今节录《内经》二条、《金匮·产后》全册以注之。各家之说一概置之弗言，所谓群言淆乱衷于圣是也。

《内经》云[5]：乳子之时而患伤寒病热，脉止宜悬小，不宜实大，以产后

---

〔1〕朱丹溪所云：以下引文见《丹溪心法》卷五，妇人门产后条。原文作"产后无得令虚，当大补气血为先。虽有杂证，以末治之"，"凡产后有病，先固正气"。引文与原文略有出入。

〔2〕杂病：又名杂症。通常指外感病以外的内科疾病。

〔3〕单养贤：清代医者。著有《产宝新书》一册。

〔4〕虞天民：即虞抟（tuán 团）。自号花溪恒德老人。浙江义乌人。明代医学家。在医学上，主要师承朱震亨。著有《医学正传》一书。对运气学说持批判的态度。

〔5〕《内经》云：以下引文见《素问·通评虚实论》。原文作"帝曰：'乳子而病热，脉悬小者何如？'岐伯曰：'手足温则生，寒则死。'"《太素》无"手"字，杨上善云：足温气下，故生；足寒气不下者，逆而致死。

新虚故也。手足温则生，若脉虽悬小，而见手足俱寒是脾气衰绝，阴气暴起则死。

又云[1]：乳子中风，而身为大热、以至喘、鸣息粗者，为风热逆于阳位也。故其脉必不能悬小而实大，但须实大之中，而见往来而和缓是脾胃之气，尚荣于脉则生，设见疾急则脾胃已绝，必死。此二节以脾胃为主，可知《内经》所独重，彼诸家互相辨驳，终不足言也。昔人云："片语会心非是少"，即读书得间之谓也。

门人问曰：《金匮》较《伤寒论》更为难读，夫子于产后独主之，曷故[2]？

曰：医，儒者事也。先其事之所难，东鲁明训。而因陋就简，直市医耳。且随症条分各目，胪列方治[3]，不得其头绪，如治丝而棼之也[4]。今举《金匮》为主，若得其一知半解，便足活人，故全录于下。

尝论历代未立考试医生之制，其失业之辈混充之，以为糊口之术，所以日流日下，而女科其尤甚者。若明理之人，遇医辈先询之曰：岐黄后，若仲景可称上医否？不知者曰：我不知其为何人也。其知者曰：汉代之医圣，相去久远而难从耳。夫时有古今之异，岂天之五运六气[5]、人之五脏六腑

---

[1] 又云：以下引文见《素问·通评虚实论》。原文作"帝曰：'乳手中风热，喘鸣肩息者，脉何如？'岐伯曰：'喘鸣肩息者，脉实大也，缓则生，急则死。'"缓，谓纵缓。急，谓如弦张之急。非往来之缓急。《正理伤寒论》曰：缓则中风。故乳子中风，脉缓则生，急则死。

[2] 曷（hé 合）：何。

[3] 胪（lú 炉）列：排列。

[4] 棼（fén 焚）：纷乱。

[5] 五运六气：简称"运气"。运，指木、火、土、金、水五个阶段的相互推移。气，指风、火、热、湿、燥、寒六种气候的转变。古代医家据甲、乙、丙、丁、戊、己、庚、辛、壬、癸这十天干以定"运"；子、丑、寅、卯、辰、巳、午、未、申、酉、戌、亥这十二地支以定"气"。前人结合五行生克理论，推断每年气候变化与疾病的关系。

亦有颠倒变迁之异乎？知与不知，不过以五十步笑百步耳〔1〕。设有明理者，楷录此册第一节、第二节原文，今时行之医，每句浅浅讲得下，则是上好名医；即一时讲不下，肯执所录原文，携回查对各本旧注，略能敷衍讲得去，便知渠家亦藏有正书〔2〕，必不至有大支离处，亦是好医；或携其原文，转向心腹之医友处，东摸西捉，约略于皮毛上说得来，便知渠门尚有一二读书好友，亦不至有大荒唐处〔3〕，亦是好医。余欲求其数种人，不能旦暮遇之〔4〕，实为憾事。且可闻其自文曰：彼是仲景派，我是刘、张、朱、李前四大家派，我是王肯堂〔5〕、薛立斋、张景岳〔6〕、喻嘉言后四大家派〔7〕。

---

〔1〕五十步笑百步：《孟子·梁惠王上》曰："孟子对曰：'王好战，请以战喻。填然鼓之，兵刃既接，弃甲曳兵而走，或百步而后止，或五十步而后止。以五十步笑百步则如何？'曰：'不可，直不百步耳，是亦走也。'"后用以比喻自己跟别人有同样的缺点或错误，都以自己程度较轻而嘲笑别人。又用以比喻两者的缺点、错误虽有程度差别而实质相同。

〔2〕渠：他。　正书：即正楷。

〔3〕荒唐：广大；漫无边际。《庄子·天下》曰："荒唐之言。"后称说话没有根据或行为不合情理为"荒唐"。

〔4〕旦暮：旦，早晨。暮，太阳落的时候。旦暮，指很短的时间。

〔5〕王肯堂：字宇泰，号损庵。江苏金坛人。明代著名医学家。编写《证治准绳》一书。另著有《医论》《医辨》《郁冈斋笔麈》，并辑有《古今医统正脉全书》。在整理、保存中医古代文献方面做出一定的贡献。

〔6〕张景岳：即张介宾。字景岳，又字会卿。浙江山阴人。明代著名医学家。编成《类经》一书，对《内经》系统分类。又编有《类经图翼》《类经附翼》《质疑录》等书，晚年辑成《景岳全书》。提出"阳非有余"及"真阴不足""人体虚多实少"等理论，主张补益真阴元阳，慎用寒凉和攻伐方药。他的著述和学说，对后世医学家有较大影响。

〔7〕四大家：明代医家多以张仲景、刘完素、李东垣和朱丹溪等四位医学家为四大家。清代医家多以刘完素、张子和、李东垣和朱丹溪等四位医学家为四大家。后者又称"金元四大家"。一般所指四大家都是指金元四大家。

且时行《临证指南》[1]，其药惯用生姜滓、泡淡附子、地黄炭、泡淡吴萸、漂淡白术及一切药炭、海中各种干壳，皆无气无味之类。其治法，开口便云五行三合，双山颠倒，化合之妙，皆渺茫无据之说。虚病则云以人补人，多仗紫河车熬膏（此物大秽、大毒、大动火，每见百服百死。病人宜存好心行好事，切勿听此忍心害理之言）。久病则云入络，以老丝瓜、鲜竹茹、当归须、忍冬藤、刺蒺藜之类为秘药，又以西瓜翠皮、鲜荷梗、淡菜肉、海参之类为新奇，不能于《指南》中，择其善而从之，而惟集其所短。天士有知，当必斥之、谴之。而必张大其说曰：我是叶天士一派[2]。斯言也，彼妄言之，我妄听之，其为斯道何哉？所望行道诸君子，速进去相沿之病，从事于圣经贤训，亦不失为善改过之君子矣！

《金匮》云：问曰，新产妇人有三病[3]，一曰病痉[4]，二曰病郁冒[5]，三曰大便难[6]，何谓也？师曰，新产之妇，畏其无汗。若其无汗，则荣卫不相和，而为发热无汗等症，似乎伤寒之表病，但舌头无白苔，及无头痛项强之可辨也。然而虽欲有汗，

---

〔1〕《临证指南》：即《临证指南医案》的简称。十卷。清代叶桂撰，华岫云等整理。刊于1766年。前八卷为内科杂病，后两卷为妇科与幼科。以病为纲，辨证细致，善于抓住主证，立法处方中肯，用药灵活而有法度。

〔2〕叶天士：即叶桂。字天士，号香岩。江苏苏州人。清代著名医学家。长于治疗时疫和痧痘等证，在温病学上的成就，尤其突出，为温病学的奠基人之一。倡卫气营血作为辨证纲领，对温病学的发展有很大贡献。所传《温热论》《临证指南医案》《叶案存真》《叶氏医案》等书，系由其弟子或后人所整理编辑。

〔3〕新产妇人有三病：引文见《金匮要略·妇人产后病脉证治》。指产后三种较常见的病症。

〔4〕病痉：病症名。出《金匮要略·妇人产后病脉证并治》。又名产后发痉。指产后突然颈项强直，四肢抽搐，甚至口噤不开，角弓反张。本病乃产后危证之一。

〔5〕郁冒：病症名。郁，指郁结而气不舒。冒，指昏朦而神不清。《女科准绳》曰："产妇郁冒，即今世所谓血晕也。"

〔6〕大便难：病症名。多因产后失血，损伤津液，阴液不能润肠所致。

又恐其血虚[1]，气热，热则腠理开，而多汗出，汗出则腠理愈开，而喜中风，血不养筋，而风又动火，故令病痉。新产之妇，畏血不行，若不行，则血瘀于内，而为发热、腹痛等症，似乎伤寒之里病，但舌无黄苔及无大烦燥、大狂渴之可辨也。然虽欲血下，又恐过多而亡血[2]，血亡，其气无耦而外泄[3]，则复汗，血气两耗，则寒自内生而寒多，血为阴，阴亡失守；气为阳，阳虚上厥；故令头眩目瞀[4]，或不省人事而郁冒。新产之妇，虽欲其汗出血行，又恐汗与血过多，以致亡津液，胃干，肠燥，故大便难。三者不同，其为亡血、伤津则一也。此为产后提出三病以为纲，非谓产后止此三病也。

上言新产之病，其提纲有三，然痉病有竹叶汤之治法，另详于后。试先言郁冒与大便难相兼之症。产妇郁冒，与大便难二病，皆因亡血、伤津所致[5]。故其脉俱见微弱，惟呕而不能食，大便反坚，是为大便难纲中之兼症。一身无汗但头上汗出。为郁冒纲中之专症。所以然者，血虚则阴竭于下，而为下厥，下厥则孤阳上越[6]，而必冒。推而言之，凡素患郁冒之人，名曰冒家。吾观其冒家欲解，必令大汗出。而始解。以血虚为下厥，下厥则孤阳无依，而上出，故头汗出。此头汗出，为郁冒病纲中之大眼目也。所以产妇头汗既出，又喜其通身汗出者，以亡阴血虚[7]，阳气独盛，故当损阳，令其汗出，损阳就阴，则阴阳乃平而复。盖阴阳之枢，操自少阳，非小柴胡汤不能转其枢而使之平。至于产后大便难之纲中，其症俱便燥而且坚，由于血行过多，则阳明之血海干枯，而血不濡于下；不濡于下，则反逆于上而为呕失和于中，而为不能食，

---

〔1〕血虚：体内血分亏损。常因失血过多、思虑过度、寄生虫或脏腑虚损，不能化生精微所致。

〔2〕亡血：是吐血、衄血、便血、尿血等出血证的总称。

〔3〕耦（ǒu 偶）：配偶。

〔4〕目瞀（mào 帽）：目不明、眼花。

〔5〕伤津：即津液受伤。一般指热性病过程中，由于高热、出汗过多，或感受燥邪，肺胃津液耗伤而出现的证候。

〔6〕孤阳上越：与"格阳""戴阳"的病理、证候基本相同。都是由于肾阳衰微，阴盛于下，致微弱的阳气浮越于上，故称之。

〔7〕亡阴：由于高热、汗、吐、泻、出血或其他慢性消耗而发展成阴液严重缺损的状态。

阳明属胃，为血海，血不自生，生于所纳之水谷。人但知消导为平胃转胃，降逆顺气为安胃，甘寒柔润为补胃，而不知小柴胡汤为和胃深一层治法。与《伤寒》小柴胡汤方后云：上焦得通、津液得下、胃气因和三句，移来此一节，堪为此症之铁板注脚也。故以上二症，而统以小柴胡汤主之。此为郁冒与大便难之相兼者，详其病因而出其方治也。

郁冒之病既解而能食，至七八日更发热者，然发热而不恶寒，便知其不在表而在里矣。因能食而更发热，便知其非虚病而为食复症矣[1]。此为胃实[2]，宜大承气汤主之。此言大虚之后有实症，即当以实治之也。若畏承气之峻而不敢用，恐因循致虚，病变百出。甚矣哉！庸庸者不足以共事也[3]。若畏承气之峻，而用谷芽、麦芽、山查、神曲之类，消耗胃气，亦为害事。

产后属虚，客寒阻滞血气，则腹中疠痛，以当归生姜羊肉汤主之；并治腹中寒疝[4]，虚劳不足[5]。

参各家说：疠痛者，缓缓痛也。概属客寒相阻，故以当归通血分之滞，生姜行气分之寒。然胎前责实，故当归白术散内加茯苓、泽泻，泻其水湿。此属产后，大概责虚，故以当归养血而行血滞，生姜散寒而行气滞，又主以羊肉味厚，温补气而生血，俾气血得温，则邪自散而痛止矣。此方攻补兼施，故并治寒疝虚损。或疑羊肉太补，而不知孙真人谓[6]：羊肉止痛，

---

〔1〕食复：劳复之一。久病或大病初愈，饮食不节，影响脾胃的消化和吸收，使疾病再次复发。

〔2〕胃实：证候名。指胃肠积热，热盛津伤，胃气壅滞不通的证候。

〔3〕庸庸：凡庸；不高明。"岂庸庸之人而可以易言医哉？"（《良方自序》）

〔4〕寒疝：病名。出《金匮要略》。指腹中拘挛、绕脐疼痛、冷汗自出、恶寒肢冷，甚则周身麻木，疼痛的病症。多由于脾胃虚寒，或产后血虚，复感风寒外邪，寒邪结聚于腹中而致。

〔5〕虚劳：病名。出《金匮要略》。据《诸病源候论》《圣济总录》等文献分析，虚劳包括因气血、脏腑虚损所致的多种病症，以及相互传染的骨蒸、传尸。后世文献多将前者称为虚损，后者称为劳瘵。

〔6〕孙真人：即孙思邈（581—682）。唐代著名医家，京兆华原人。采集唐以前许多医药文献，结合个人经验，编成《千金要方》《千金翼方》各三十卷。

利产妇。古训凿凿可据〔1〕，又奚疑哉〔2〕？

　　然痛亦有不属于虚者，不可不知。产后腹痛〔3〕，若不烦不满，为中虚而寒动也，今则火上逆而烦气壅滞而满胃不和而不得卧〔4〕，此热下郁而碍上也。以枳实芍药散主之。此为腹痛而烦满不得卧者，出其方治也。方意是调和气血之滞，所谓"通则不痛"之轻剂也。下以大麦粥者，并和其肝气，而养其心脾，故痛脓亦主之。

　　师曰：产妇腹痛，法当以枳实芍药散，假令不愈者，此为热灼血，腹中有干血，其痛著于脐下，非枳实等药所能治也，宜下瘀血汤主之，亦主经水不利。此为痛著脐下，出其方治也。意者病去则虚自回，不必疑其过峻。

　　然亦有不可专下其瘀血者，不可不知。产后七八日，无头痛、发热、恶寒之太阳症，少腹坚痛，此恶露不尽，治者不过下其瘀血而已，然其不大便，烦躁发热，切脉微实，是胃家之实也〔5〕。阳明旺于申酉戌，日晡是阳明向旺之时也〔6〕。而其更倍发热，至日晡时烦躁者，又胃热之验也。食入于胃，长气于阳，若不食，则已，而食入则助胃之热为谵语，又胃热之验也。然又有最确之辨，昼阳也，夜阴也，若病果在阴，宜昼轻而夜重。今至夜间，应阳明气衰之时，而即稍愈，其为胃家之实热，更无疑也。大承气汤主之。盖此汤热与结兼祛，以阳明之热在里，少腹之结在膀胱也。此言血虽结于少腹，若胃有实热，当以大承气汤主之。若但治其血而遗其胃，则血虽去而热不除，即血亦未必能去也。

　　此条至夜则愈四字，为辨症大眼目。盖昼为阳而主气，暮为阴而主血。

---

〔1〕古训：古书的意义。指研究古代医书的真实含义和正确解释。
〔2〕奚：哪里；为什么。
〔3〕产后腹痛：病症名。出《金匮要略·妇人产后病脉证并治》。指产后小腹部疼痛。多因血虚、血瘀或寒凝所致。
〔4〕不得卧：见《素问·逆调论》。即失眠，不寐。
〔5〕胃家之实：语出《伤寒论》。胃家，是胃与大小肠的简称。胃家实，是指邪热结于阳明，津液受伤所出现的证候。
〔6〕日晡：申时，即下午三点至五点。

观上节"妇人伤寒发热，经水适来，昼日明了，暮则谵语，如见鬼状者[1]，此为热入血室[2]。"以此数语，而对面寻绎之便知[3]，至夜则愈，知其病不专在血也。

产后中风[4]，续续数十日不解，似不应在桂枝症之例矣。然头微痛恶寒，时时有热，皆桂枝本症中。惟有心下闷，一症，邪入胸膈为太阳之里症。其余干呕汗出，俱为桂枝症例中本有之症，是桂枝症更进一层，即为阳旦症[5]。桂枝汤稍为增加，即为阳旦汤。其病虽久，而阳旦症续在者，可与阳旦汤。

张石顽云：举此与上文承气汤，为一表一里之对子，不以日数之多而疑其表症也。

男元犀按：此言产后阳旦症未罢，病虽久而仍用其方也。《伤寒论·太阳篇》有"因加附子参其间、增桂令汗出"之句。言因者，承上文病症象桂枝，因取桂枝之原方也；言增桂者，即于桂枝汤原方外，更增桂枝二两，合共五两是也。孙真人于此数句未能体认，反以桂枝汤加黄芩为阳旦汤，后人因之，至今相沿不解。甚矣读书之难也！然此方《伤寒论》特笔用"令汗出"三字，大是眼目，其与桂枝加附子之治遂漏者，为同中之异，而亦异中之同。盖止汗漏者，匡正之功[6]，令汗出者，驱邪之力，泛应曲当，方之所以入神也。上节里热成实，虽产后七八日，与大承气汤而不伤于峻；

---

〔1〕如见鬼状：指出现精神症状。
〔2〕热入血室：病名。出《伤寒论·卷八·辨太阳病脉证并治下》小柴胡汤方条。系指妇女在经期或产后，感受外邪，邪热乘虚侵入血室，与血相搏所出现的病症。血室，根据《伤寒论》原文，联系临床实际来理解，血室似指子宫而言。
〔3〕寻绎：反复推求。《汉书·黄霸传》曰："吏民赌，语次寻绎。"
〔4〕产后中风：病症名。出《金匮要略·妇人产后病脉证并治》。指产后感受外邪而引起的病症。
〔5〕阳旦症：病症名。指桂枝汤证。《金匮要略·妇人产后病脉证并治》曰："阳旦证续在耳，可与阳旦汤（即桂枝汤）。"
〔6〕匡正：扶正。匡，帮助。

此节表邪不解，虽数十日之久，与阳旦汤而不虑其散。此中之奥妙，难与浅人道也。丹溪谓产后惟大补气血为主，其余以末治之。又云：芍药伐生生之气。此授庸医藏拙之术以误人[1]，不得不直斥之。

长孙心典禀按：头疼恶寒，时时有热，自汗干呕，俱是桂枝症。而不用桂枝汤者，以心下闷，当用桂枝去芍药汤之法。今因产后亡血，不可径去芍药，须当增桂以宣其阳，汗出至数十日之久，虽与发汗遂漏者迥别[2]，亦当借桂枝加附子汤主法，固少阴之根以止汗，且止汗即在发汗之中，此所以阳旦汤为丝丝入扣也。

前以痉病为产后三大纲之一。然痉病本起于中风，今以中风将变痉病而言之。产后中风，发热，面正赤，喘而头痛，此病在太阳，连及阳明，而产后正气太虚，又不能以胜邪气，诚恐变为痉病，以竹叶汤主之。此为产后中风，正虚邪盛者，而出其补正散邪之方也。方中以竹叶为君者，以风为阳邪[3]，不解即变为热，热盛则灼筋而成痉，故以温散药中，先君以竹叶而折其势，即杜渐防微之道也[4]。太阳之脉，上行至头；阳明脉过膈上，循于面；二经合病多加葛根[5]。

妇人乳中虚，烦乱，呕逆，安中益气，竹皮大丸主之。

徐忠可云：乳者，乳子之妇也。言乳汁去多，则阴血不足而胃中亦虚。《内经》云：阴者，中之守也。阴虚不能胜阳，而火上壅则烦，气上越则呕。烦而乱则烦之甚也，呕而逆则呕之甚也。病本全由中虚，然而药止用竹茹、

---

〔1〕庸医：医术不高明的医生。宋代陆游《剑南诗稿·二十春残》曰："庸医司性命，俗子议文章。" 藏拙：隐藏短处，不以示人。

〔2〕迥别：差别很大。

〔3〕阳邪：指六淫病邪中的风、暑、燥、火等四种邪气，因它们致病多表现为阳热证候，易伤阴津，故名。

〔4〕杜渐防微：在错误或坏事还未显著或刚刚发生的时候，就加以防止，不让它发展。这里指的是防止病情的发展。

〔5〕合病：指伤寒病二经或三经同时受邪，起病即同时出现各经主症。如"太阳与阳明合病""少阳与阳明合病""太阳与少阳合病"或"三阳合病"等。

桂、甘、石膏、白薇者，盖中虚而至为呕为烦，则胆腑受邪，烦呕为主病，故以竹茹之除烦止呕者为君；胸中阳气不用，故以桂、甘扶阳而化其逆气者为臣；以石膏凉上焦气分之虚热为佐[1]；以白薇去表间之浮热为使[2]。要知烦乱呕逆而无肠痛下痢等证，虽虚无寒可知也。妙在加桂于凉剂中，尤妙在生甘草独多，意谓散蕴蓄之邪，复清阳之气[3]，中即自安，气即自益，故无一补剂。而又注其立汤之本意，曰安中益气，竹皮大丸神哉！喘加柏实，柏每西向，得西方之气最深，故能益金气[4]、润肝木而养心，则肺不受烁，喘自平也。有热倍白薇，盖白薇能去浮热。故《小品》桂枝加龙骨牡蛎汤云[5]：汗多热浮者，去桂加白薇、附子各三分，名曰二加龙骨汤。则白薇之能去浮热可知矣。

凡下痢病多由湿热[6]。白头翁之苦以胜湿，寒以除热，固其宜也。而产后下痢虚极，似不可不商及补剂；但参、术则恐其壅滞，苓、泽则恐其伤液，惟以白头翁加甘草阿胶汤主之。诚为对症。方中甘草之甘凉清中，即所以补中；阿胶之滋润去风，即所以和血[7]；以此治利，即以此为大补。彼治利而好用参、术者，当知所返矣。此为产后下痢虚极者，而出其方治也。

---

〔1〕虚热：阴、阳、气、血不足引起的发热。《素问·调经论》曰："阴虚则内热。"虚证的发热，必兼见其他虚性的症、脉、舌，从其他虚证中鉴别其属气虚、血虚、阴虚、阳虚而施治。

〔2〕浮热：浮有浮泛、浮于上游的意思。这类热型比较轻浅，可用微苦微辛或甘凉甘寒一类的药去清解。

〔3〕清阳：指体内轻清升发之气。《素问·阴阳应象大论》指出："清阳出上窍，浊阴出下窍；清阳发腠理，浊阴走五脏；清阳实四肢，浊阴归六腑。"古人用"清阳""浊阴"相对地来阐明具体的、较为普遍的生理现象，并以此来说明"阴阳互根"的原理。故对"清阳"和"浊阴"的理解，虽有总的概念，但结合实际情况，含义有时就不尽相同。

〔4〕金气：即肺气。

〔5〕《小品》：指东晋陈延之所作《小品方》。原书已佚。

〔6〕湿热：湿热合邪的其他病症。如湿热发黄、湿热下痢、湿热带下等。

〔7〕和血：和利血液的运行。

《金匮》附方云：《千金》三物黄芩汤，治妇人未离产所，尚在于草蓐[1]，自发去衣被，露其身体，而得微风，亡血之后，阳邪客入，则四肢苦烦热。然此症，当其头痛之与不痛。若头痛者，是风未全变为热，与小柴胡汤；以解之。若头不痛但烦者，则已全变为热，热盛则虫生，势所必至，以此汤主之。

长孙心典禀按：附方者，《金匮》本书阙载，而《千金》《外台》等书载之[2]，其云出自《金匮》，后人别之曰附方。

附方：《千金》内补当归建中汤，治妇人产后虚羸不足，腹中刺痛不止，吸吸少气[3]；或苦少腹中急，摩痛引腰背，不能食饮。产后一月，日得服四五剂为善，令人强壮宜。

徐忠可云：产后虚羸不足，先因阴虚，后并阳虚。补阴则寒凝，补阳则气壅。盖后天以中气为主，故治法亦出于建中，但加当归即偏于内，故曰内补当归建中汤。谓腹中刺痛不止，血少也；吸吸少气，阳弱也。故将桂枝、生姜、当归之辛温，以行其荣卫之气；甘草、白芍，以养其脾阴之血[4]；而以饴糖、大枣峻补中气，则元气自复，而羸者丰，痛者止也。然桂枝于阴阳内外，无所不通，犹恃当归善入阴分治带下之病，故又主少腹急，摩痛引腰背，不能饮食者。盖带下病去，而中气自强也。曰产后一月，日得服四五剂为善；谓宜急于此调之，庶无后时之叹！然药味和平，可以治疾，可以调补，故又曰：令人强壮宜。其云大虚加饴糖，以虚极无可支撑，惟大甘专于补脾，脾为五脏六腑之母，止此一条，可以得其生路也。其去

---

[1]草蓐（rù 入）：草席子。

[2]《外台》：即《外台秘要》。医书。四十卷。唐代王焘撰于752年。本书汇集唐代及唐以前的数十种医学著作分类选编而成。内容广博丰富，特别是保存了唐代以前很多古医书资料，因此有相当高的参考价值。

[3]吸吸少气：呼吸急促微弱。吸吸，形容呼吸困难。少气，即气虚不足，主要表现为气息低微，说话时感觉气不够用，懒言、倦怠、脉弱，多因中气不足、肺肾两虚所致。

[4]脾阴：指脾本脏的阴精。

血过多，崩伤内衄，方加干地黄、阿胶，以其所伤原偏于阴，故特多加阴药，非产后必宜用地黄、阿胶也。

● 金匮方论一十一首

小柴胡汤、大承气汤俱见《伤寒论》。

当归生姜羊肉汤

当归三两　生姜五两　羊肉一斤

上三味，以水八升，煮取三升，温服七合，日三服。

若寒多，加生姜成一斤；痛多而呕者，加橘皮二两、白术一两；加生姜者，亦加水五升，煮取三升二合服之。

歌曰：腹痛胁疼腹胁皆寒气作主，无复界限，里急不堪，是内之荣血不足，致阴气不能相荣而急。羊斤姜五蜀归三；于今豆蔻香砂法，可笑医盲授指南。

次男元犀按：方中当归行血分之滞而定痛，生姜宣气分之滞而定痛，亦人所易晓也。妙在羊肉之多，羊肉为气血有情之物，气味腥膻浓厚[1]，入咽之后，即与浊阴混为一家，旋而得当归之活血，而血中之滞通；生姜之利气，而气中之滞通；通则不痛，而寒气无有潜藏之地，所谓发透之，而后攻之者也。苟病家以羊肉太补而疑之[2]，是为流俗之说所囿[3]，其中盖有命焉，知几者即当婉辞而去。

枳实芍药散

枳实炒令黑，勿太过　芍药等分

上二味，杵为散，服方寸匕，日三服。并主痈脓[4]，大麦粥下之。

歌曰：满烦不卧腹疼频，枳实微烧芍等平；羊肉汤方应反看，彼治不烦

---

〔1〕膻（shān 山）：羊肉的气味。

〔2〕苟：如果；假如。

〔3〕囿（yòu 又）：局限；拘束。

〔4〕痈：凡肿疡表现为红肿高起、焮热疼痛、周围界限清楚、在未成脓之前无疮头而易消散、已成脓易溃破、溃后脓液稠黏、疮口易敛的，都称为"痈"。

不满之虚痛，此治烦满之实痛。散调大麦粥稳而新。

长男蔚按：枳实通气滞，芍药通血滞，通则不痛，人所共知也。妙在枳实烧黑，得火化而善攻停积，下以大麦粥，和肝气而兼养心脾，是行滞中而寓补养之意，故痈脓亦主之。

下瘀血汤

大黄三两　桃仁二十个　䗪虫二十枚，去足，熬

上三味末之，炼蜜和为四丸，以酒一斤，煮一丸，取八合顿服之，瘀血下如豚肝[1]。各本略异。

歌曰：脐中著痛瘀为殃，廿粒桃仁三两黄；更有䗪虫二十个[2]，酒煎大下亦何伤？

次男元犀按：产妇腹痛，服枳实、芍药而不愈者，为热灼血干，而为停瘀，其痛著于脐下，宜用此汤。方中大黄、桃仁之推陈下瘀，䗪虫之善攻干血，人尽知之。妙在桃仁一味，平平中大有功力。盖血已败而成瘀，非得生气不能流通，桃得三月春和之气，而花最鲜明似血，而其生气皆在于仁，而味苦又能开泄，故直入血中而和之散之，逐其旧而不伤其新也。

阳旦汤　即桂枝汤倍桂增附。坊本谓加黄芩者，未知《伤寒论·太阳篇》中已明其方也。孙真人及各家俱误。桂枝汤见《伤寒论》。

竹叶汤

竹叶一把　葛根三两　防风　桔梗　桂枝　人参　甘草各一两　附子一枚，炮　生姜五两　大枣十五枚，劈

上十味，以水一斗，煎服二升半，分温三服，温覆取微汗。头项强，用大附子一枚，破之如豆大，煎药，扬去沫；呕者，加半夏半升洗。

歌曰：喘热头疼面正红，势欲成痉[3]。一两防桔桂草人参同；同用一两。

---

[1] 豚：小猪。

[2] 䗪（zhè 这）虫：即土鳖虫。出《神农本草经》。以雌虫干燥全体入药。

[3] 痉：太阳病的涵义和《伤寒论》同，包括头痛、发热、恶寒等症。概称为痉。

葛根三两，生姜五两、附枚一，枣十五枚竹叶一把充。

加减歌曰：头项强者大附抵[1]，以大易小不同体；若为气逆更议加，半夏半升七次洗。

程云来云：症中未至背反张，而发热、面赤、头痛，亦风痉之渐。故用竹叶主风痉，防风治内痉，葛根疗刚痉[2]，桂枝治柔痉[3]，生姜散风邪，桔梗除风痹[4]，辛以散之之剂也。又佐人参生液以养筋，附子补火以致水，合之甘草以和诸药，大枣以助十二经。同诸风剂，则发中有补，为产后中风之大剂也。

竹皮大丸

生竹茹　石膏各二分　桂枝一分　白薇一分　甘草七分

上五味，末之，枣肉和丸，弹子大，饮服一丸，日三夜二服。有热倍白薇，烦喘者加柏实一分[5]。

歌曰：呕而烦乱乳中虚，谓乳子之时，气虚火胜，内乱而上逆也。二分石膏与竹茹；薇桂一分加草七，分枣丸饮服效徐徐。

加减歌曰：白薇退热绝神异，有热倍加君须记；柏得金气厚且深，叶叶西向归本位；实中之仁又镇心，烦喘可加一分饵。（解见本论）

白头翁加甘草阿胶汤　汤见《伤寒论》。再加甘草、阿胶各二两是也。师云：

---

〔1〕强：不柔顺的意思。

〔2〕刚痉：痉病的一种。出《金匮要略·痉湿暍病脉证》，曰："太阳病，发热，无汗，反恶寒者，名曰刚痉。"症见发热无汗，恶寒，颈项强急，头摇口噤，手足挛急或抽搐，甚则角弓反张，脉弦紧。又作刚痓。《丹溪心法》曰："阳痉曰刚，无汗。"据此，刚痉（阳痉）与刚痓同义。

〔3〕柔痉：痉病的一种。出《金匮要略·痉湿暍病脉证》，曰："太阳病，发热汗出，而不恶寒，名曰柔痉。"多因感受风湿之邪所致。症见身热汗出，颈项强急，头摇口噤，手足抽搐，甚则角弓反张，脉沉迟等。又作柔痓。《丹溪心法》指阴痉。

〔4〕风痹：病名。其见症是麻木而兼有疼痛。血痹只有麻木而无疼痛。

〔5〕柏：中药名。即柏科常绿乔木侧柏的种仁，称柏子仁。

产后下利虚极者，此主之。

歌曰：白头汤已见前歌，二两阿胶甘草和；产后利虚成极症，滋阿胶救其阴，而且缓甘草缓其急，莫轻过。

次男元犀按：凡产后去血过多，又兼下利亡其津液，且为阴虚无疑。兹云虚极，理宜大补，然归、芎、芍、地则益其滑而下脱，参、术、桂、芪则动其阳而上逆，皆为禁剂。须知此虚字，指阴虚而言，与少阴症阴气欲绝同义。少阴症与大承气汤急下以救阴，与此症与白头翁汤大苦以救阴同义。此法非薛立斋、张景岳、李士材辈以甘温为主、苦寒为戒者所可窥测。尤妙在加甘草之甘，合四味之苦，为苦甘化阴法；且久痢膏脂尽脱，脉络空虚，得阿胶之滋润，合四味之苦以坚之，则源流俱清而痢自止。

千金三黄散

黄芩一两　苦参二两　干地黄四两

上三味，以水六升，煮取二升，温服一升。多利下虫。

千金内补当归建中汤

当归四两　桂枝　生姜各三两　芍药六两　甘草二两　大枣十二枚

上六味，以水一斗，煮取三升，分温三服，一日令尽。若大虚，加饴糖六两，汤成纳之于火上，暖令饴消；若去血过多，崩伤内衄不止，加地黄六两、阿胶二两，合八味，汤成纳阿胶。若无当归，以川芎代之；若无生姜，以干姜代之。

门人问曰：《金匮》外尚有可行之法否？

曰：若能熟读而得其精微，任产后之病变百出，无难一举而安之。若逐症而分治之，即千百方尚有遗漏，如《嵩崖尊生》《东医宝鉴》[1]，胪列可谓详矣，试问能愈一症否乎？然而钟期老矣，古调独弹奚为乎？不

---

[1]《嵩崖尊生》：即《嵩崖尊生全书》。清代景日昣著。十五卷。　《东医宝鉴》：医书。二十三卷。朝鲜许浚撰于1611年。系选摘中国医籍，分类汇编而成。中华人民共和国成立后有影印本。

得已而从俗尚，遂于坊刻各种[1]，择出二十三种，虽云浅率，却不离经，亦姑录之于下。

王叔和曰[2]：产后脉，寸口洪疾不调者死，沉微附骨不绝者生。又曰：沉小滑者生，实大坚弦急者死。

朱丹溪曰：胎前脉当洪数，既产而脉仍洪数者死。又曰：胎前脉细小，产后脉洪大者多死。

《济生产经》曰：胎前之病，其脉贵实；产后之病，其脉贵虚；胎前则顺气安胎，产后则扶虚消瘀，此其要也。

《脉要》曰[3]：欲产之脉，必见离经[4]，或沉细而滑，夜半觉痛，来朝日中必娩[5]。新产之脉，缓滑为吉；若实大、弦急，近乎无胃凶危之候[6]；或寸口涩疾不调，恶症立见；惟宜沉细附骨不绝，虽剧无恙。

《大全》曰[7]：产后饮热童便一盏[8]，不得便卧，宜闭目而坐须臾，上床宜仰卧，不宜侧坐，宜竖膝，不宜伸足，高倚床头，厚铺被褥，遮

---

[1] 坊刻：坊，是指市上的"书坊"而言，包括五代时的书肆，北宋时的书林、书堂，南宋时临安的书棚、书铺，以及近代的书店、书局等在内。凡由书坊刊印的称坊刻。

[2] 王叔和：字熙。高平人。西晋著名医学家。生活于公元三世纪。精研脉学，集前代有关论脉文献，结合自己临证体会，编成《脉经》，总结为二十四种脉象，使古代脉学系统化，是我国现存最早的脉学专著。

[3] 《脉要》：即《脉要图注》。脉学书。一名《脉要图注详解》。四卷。清代贺升平辑，刊于1783年。此书论脉，包括脉学总论内容，各科脉法等诊法。作者博采众说，并附插图。

[4] 离经：指脉搏跳动失常。经，指脉搏跳动的常度。孕妇分娩期间脉搏加速，称离经脉。

[5] 日中：即午时。

[6] 无胃：脉象失去从容和缓及正常的节律，表观出弦劲绷急，坚硬搏手或虚浮无力、杂乱不匀等，表示胃气将绝，五脏真气败露，生命垂危。

[7] 《大全》：即《妇人大全良方》。

[8] 盏：小杯。

围四壁，使无孔隙，免致贼风[1]；以醋熏鼻，或用醋炭，更烧漆器，频以手从心擀至脐下[2]，以防血晕、血逆。如此三日，不问腹痛不痛，以童便和酒服五七次。酒虽行血，亦不可多，恐引血入四肢，能令血晕。宜频食白粥，渐食羊肉、猪蹄少许，仍慎言语、七情、寒暑、梳头、洗足，以百日为度。若气血素弱者，不计月日，否则患手、足、腰、腿酸痛等症，名曰褥劳[3]，最难治疗。初产时，不可问是男是女，恐因言语而泄气，或以爱憎而动气，皆能致病；不可独宿，恐致虚惊；不可刮舌，恐伤心气；不可刷齿，恐致血逆；须气血平复，方可治事。犯时微若秋毫，成病重如山岳，可不戒哉！

《产宝新书》曰[4]：产后血气暴虚，理当大补，但恶露未尽，用补恐致滞血，惟生化汤行中有补，能生又能化，其方因药性功用而立名也。产后血块当消，而又必随生其新血，若专用消，则新血受削；专用生，则旧血反留。考诸药性，芎、归、桃仁三味，善攻旧血，骤生新血；佐以黑姜、炙草，引三味入于肺肝，生血利气；五味共方，行中有补，实产后圣药也。

长孙男心典禀按：产妇胞衣一破，速煎一帖，候儿头下地即服，不拘半产、正产，虽平安少壮妇无恙者，俱服一二剂，以消血块而生新血，自无血晕之患。若胎前素弱，至产后见危症，不厌频服，病退即止；若照常日服一剂，可扶将绝之气血也。如血块痛，加肉桂三分，红花三分，益母草五钱；如产后劳甚血崩[5]，形色虚脱，加人参三四钱；如汗出气促，人参倍加。

《大全》曰：产后血晕者，由败血流入肝经，眼生黑花，头目旋晕，

---

[1] 贼风：语出《灵枢·贼风篇》等。①指风邪。②"虚邪贼风"的简称。泛指四时不正常的气候，因它们具有贼害的性质，会使人致病，故名。
[2] 擀：搓挼手法。
[3] 褥劳：病名。出《经效产宝》。因产后气血耗伤，调理失宜，感受风寒，或忧劳思虑等所致。
[4] 《产宝新书》：清代单养贤著。
[5] 血崩：病名。症状为妇女阴道骤然大量流血不止，像山崩一样，所以叫血崩，又叫崩中。

不能起坐，昏闷不省人事，谓之血晕。此血热乘虚，逆上凌心，故昏迷不省，气闭欲绝也，服童便最好。

陈良甫曰：产后瘀血崩心，因分娩后不食童便，以致虚火炎上也[1]。用鹿角烧灰，童便调下即醒，此物行血极效。又用五灵脂半生、半熟，名独行散。又用返魂丹，即益母丸也。

崔氏曰[2]：产妇分娩讫[3]，将秤锤或黄石子入炭中，烧令通赤，置器中，于床前以醋沃之，可除血晕，时作为佳。或先取酿醋以涂口鼻，仍置醋于旁，淬火炭使闻其气[4]。又一法，烧干漆，令烟熏产母之面，即醒；如无干漆，旧漆器烧烟亦妙。

单养贤曰：产后寒气上攻则心痛，下攻则腹痛。并血块者，宜服生化汤加桂末，止加吴茱萸、姜三片助血；若独用诸热药攻寒，其痛难止，其血未免来多，以伤产母也。

《产宝百问》曰：产后四肢浮肿，由败血乘虚停积，循经流入四肢，留淫日深[5]，腐坏如水，故令面黄，四肢浮肿。医人不识此症[6]，作水气治之[7]，凡治水多用导水药，极虚人产后既虚，又以药虚之，是谓重虚，多致大狂，服小调经散，行血肿消则愈。

朱丹溪曰：产后肿，必用大补气血为主，少佐苍术、茯苓，使水自利。

薛立斋曰：前症若寒水侮土，宜养脾肺；若气虚浮肿，宜益脾胃；若

---

〔1〕虚火：是指真阴亏损引起的热性病状。伤阴症状明显，临床表现有低热，或午后潮热，手足心灼热，口干，盗汗，唇舌嫩红或绛，脉虚数等。

〔2〕崔氏：即崔知悌。旧唐志有《崔氏纂要方》十卷。简称《崔氏方》。

〔3〕讫：终了；完毕。

〔4〕淬：把药物用火烧红后，立刻投入水内或醋中，反复多次，此法又称煅淬。

〔5〕淫：偏盛的病邪叫"淫邪"。《灵枢·病传篇》曰："淫邪泮衍。"意即偏盛的病邪蔓延全身。

〔6〕医人：指医生。

〔7〕水气：指水液停留体内而产生的病症。《金匮要略》所说的水气，主要是指"水肿"。

水气浮肿，宜补中气。又曰：产后浮肿或兼喘咳[1]，脉沉细无力，此命门火衰，脾土虚寒，八味丸主之。

吴蒙斋曰：新产后伤寒，不可轻易发汗。或产时有伤力发热；去血过多发热；有恶露不去发热；有三日蒸乳发热[2]；有因劳动、饮食停滞发热，状类伤食。要在仔细详辨，切不可发汗。大抵产后大血空虚，汗之则变，筋惕肉瞤[3]，或郁冒昏迷，或搐搦[4]，或便秘，其害非轻。凡有发热，宜与四物为君，加柴胡、人参、炮姜最效。盖干姜辛热，能引血药入血分，气药入气分，且能去恶生新，有阳生阴长之道[5]，以热治热，深合《内经》之旨。

朱丹溪曰：产后发热[6]，此热非有余之热，乃阴虚生内热耳[7]，以补阴药大剂服之。必用干姜者何也？曰：干姜能入肺利气，入肝经引血药生血；然不可独用，与补阴药同用，此造化自然之妙。

王节斋曰[8]：妇人产后阴虚，阳无所依，浮散于外，故热；以四物汤补血，以炙干姜之苦温从治，收其浮散之阳以归于阴也。

---

[1] 产后浮肿：病症名。包括产后气滞肿胀、四肢虚肿、水肿等。若产后脾肾俱虚，水湿溢于四肢者，为产后水肿。若产后败血未尽而肿者，为产后四肢虚肿。

[2] 蒸乳：病名。见清代汪喆《产科心法》。又名乳蒸。因产妇气血壮盛，乳汁壅滞不通，或产后无子饮乳，以致两乳肿硬疼痛，恶寒发热。

[3] 筋惕肉瞤（shùn 顺）：即肌肉抽掣跳动。其病理和"身瞤动"基本相同，不过津液受伤的程度比较严重。

[4] 搐搦（nuò 诺）：瘛疭的别称。见《太平圣惠方》卷二十二。

[5] 阳生阴长：出《素问·阴阳应象大论》。阴阳双方互相依存，只有阳气生化正常，阴气才能不断滋长，以此说明自然界万物的生发。

[6] 产后发热：病症名。指产妇分娩后，因各种原因引起的发热。常因外感、血虚、血瘀、食滞、感染邪毒等引起。

[7] 内热：阴液耗损过度出现的热性证候。《素问·调经论》曰："阴虚则内热。"

[8] 王节斋：即王纶，字汝言。明代浙江慈溪人。举进士，正德中巡抚湖广。精医，学宗丹溪。著有《明医杂著》六卷、《本草集要》八卷、《医论问答》一卷。

赵养葵曰：产后大失血，阴血暴亡，必大发热，名阴虚发热。此阴字正谓气血之阴，若以凉药正治必毙，正所谓症象白虎，误服白虎必死。此时偏不用四物，有形之血不能骤生，几希之气须当急护[1]，宜用独参汤或当归补血汤，使无形生出有形来，阳生阴长之妙，不可不知也。

武叔卿曰：产后阴虚、血弱发热，四物加茯苓，热甚加炮姜。此方全不用气药，是血虚气不虚也。加茯苓者，使天气降而阴自生，阴生则热自退。热甚加炒干姜者，取从阳引阴，亦可从阴引阳。微乎！微乎！

郭稽中曰[2]：产后乍寒乍热者何[3]？曰：阴阳不和与败血不散[4]，皆令乍寒乍热也。二者何以别之？曰：时有刺痛者，败血也；但寒热无他症者，阴阳不和也。

薛立斋曰：人所主者心，心所主者血，心血一虚，神气不守，惊悸所由来也，当补血气为主。

《产宝百问》曰：产后虚羸，渐成蓐劳，皆由产下亏损血气所致。须慎起居，节饮食，调养百日，庶保无疾。若中年反难产者，勿论日期，必须调养平复，方可动作，否则，气血复伤，虚羸之症作矣。

薛立斋曰：蓐劳，当扶养正气为主。多因脾胃虚弱，饮食减少，致诸经疲惫，当补脾胃，饮食一进，精气生化，诸脏有所赖，其病自愈。

《产乳集》曰[5]：产后小便不通，腹胀如鼓，闷乱不醒，盖由未产前内积冷气，遂致产后尿胞受病。用盐于脐中填平，用葱白捣一指厚，安

---

〔1〕几希：很少；很微小。几，将近，几乎。
〔2〕郭稽中：宋代医家。曾补定佚名氏的《妇人产育保庆集》一卷和《产乳备要》一卷。
〔3〕产后乍寒乍热：病症名。产后气血两虚、阴阳不和或败血留滞，经脉阻闭，营卫不调，可出现此证。
〔4〕阴阳不和：又称阴阳乖戾。阴阳不和或失调，就会彼此偏衰偏亢、气血逆乱、脏腑功能失常等。这是病理变化的基本原理。
〔5〕《产乳集》：即《产乳集验方》。三卷。杨归厚著。

盐上，以艾炷葱饼上灸之，觉热气入腹内，即时便通神验。

朱丹溪曰：有收生不谨，损破产妇尿脬[1]，致病淋漓，用猪羊胞煎汤入药，参、芪为君，归、地为佐，桃仁、陈皮、茯苓为使，于极饥时饮之。令气血骤长，其胞自完，稍缓亦难成功也。

《医暇卮言》曰[2]：女子产育，哺养以乳，乳之体，居经络、气血之间也。盖自寅时始于手太阴肺经[3]，出于云门穴（穴在乳上）；阴阳继续以行，周十二经，至丑时归于足厥阴肝经[4]，入于期门穴（穴在乳下）；出于上，入于下，肺领气，肝藏血，乳正居于其间也。

萧慎斋曰：妇人以血用事，上为乳汁，下为月水，而血之所化，则本于脾胃，饮食之精微运行，而为乳、为经。产后脾胃之气旺，则血旺而乳多，脾胃之气衰，则血减而乳少，此立斋通乳汁以壮脾胃滋化源为要也[5]。若不顾脾胃以补气血，徒从事于通乳之剂，是犹求千金于乞丐而不可得矣。

《达生篇》曰：通乳用黄芪一两，当归五钱，白芷、木通各三钱，以猪蹄汤煎服。

薛立斋曰：凡妇人气血方盛，乳房作胀，或无儿饮，痛胀寒热，用麦芽二三两炒熟，水煎服之立消。其耗散血气如此，何脾胃虚弱、饮食不消方中多用之？一云麦芽最消肾。若气血虚而乳汁自出者，宜十全大补汤。

---

〔1〕尿脬（bāo 泡）：即膀胱。六腑之一。又名净府、水府、玉海、脬、尿胞。

〔2〕《医暇卮言》：杂论著作。清代程林撰。二卷。杂录了各种有关医药的典故。卮言，是对自己著作的谦词。

〔3〕寅时：称平旦。

〔4〕丑时：称鸡鸣。

〔5〕立斋：即薛立斋。

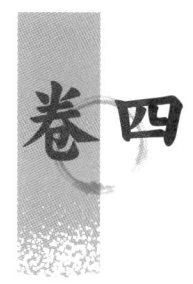

卷四

杂　病

门人问曰：此书调经、种子、胎前三篇，引经外又参以时法，或附以新论，可谓宜古宜今，贤愚皆可共晓。而产后一篇，杂病一篇，全录《金匮》原文，衬以小注而串讲之，诸家杂说，姑附于后，不加一字论断。一书体例，如出两手，何欤[1]？

曰：群言淆乱衷于圣。仲景后无书可读，而妇人产后，各家各逞臆说[2]，互相议论。余所以止录《金匮》全文[3]，如日月一出，爝火无光[4]。至于杂病[5]，原与男子无异，而各家竟与男子各病外，强分出病名，转觉多事。然亦有与男子必须分别者，《金匮》第二十二篇中[6]，已具大要；而第八节更为纲举目张[7]，无复剩义。其文深奥难读，余逐节衬以小注，一目了然，则难读而易读矣。其不以新论新案赘之者，恐添蛇足也。且夫学问之道无止境也，前此不过为语下之计，今既读过三篇[8]，从此日新

---

〔1〕何欤：什么原因呢？

〔2〕臆说：只凭自己的想法所创的理论。

〔3〕止：通"只"。

〔4〕爝（jué 绝）火：火把；小火。

〔5〕杂病：又名杂症。通常指外感病以外的内科疾病。

〔6〕《金匮》第二十二篇：指的是《金匮要略·妇人杂病脉证并治》篇。

〔7〕第八节：原文中有"时著男子，非止女身"。

〔8〕篇：应为"遍"。

而月异，可以语上，微夫人吾谁与归[1]？

《金匮》云：妇人中风[2]，七八日业已热退而身凉，而复续来寒热，发作有一定之时，因其病而问其经水已来而适断者，盖以经水断于内，而寒热发于外，虽与经适来者不同，而此症亦名为热入血室，其血为邪所阻而必结，结于冲、任、厥阴之经脉，内未入脏，外不在表，而在表里之间，乃属少阳。故使寒热往来如疟状[3]，发作有定时，以小柴胡汤主之。达经脉之结，仍借少阳之枢以转之[4]，俾气行而血亦不结矣。

此为中风热入血室经水适断者，出其方治也。盖以邪既流连于血室，而亦浸淫于经络，若但攻其血，血虽去而邪必不尽，且恐血去而邪反得乘虚而入也。故以小柴胡汤解其热邪，而乍结之血自行矣[5]。

热入血室，不独中风有之，而伤寒亦然。妇人伤寒寒郁而发热[6]，当其时经水适来，过多不止，血室空虚，则热邪遂乘虚而入之也。昼为阳而主气，暮为阴而主血。今主气之阳无病，昼日明了[7]，主血之阴受邪，故暮则谵语[8]，谵语皆非习见之事。如见鬼状者，医者可于其经之适来，而定其症。曰：此为热入血室，非阳明胃实所致也。既非阳明胃实，则治之者无以下药犯其胃气以及上二焦，一曰胃脘之阳，不可

---

[1] 微夫人吾谁与归：除了我们以外，不是一般的人所能理解的。微，非也。夫人，即凡人。

[2] 妇人中风：指妇人正值经期、妊娠、产后时感受风邪，而发生的疾病。风，指外风。即外感风邪的病症。症见发热、头痛、汗出、脉浮缓等（《伤寒论》）。

[3] 寒热往来：指恶寒时不发热，发热时不恶寒，恶寒与发热交替出现，定时或不定时发作的情况。这是少阳病正邪相争所出现的热型。

[4] 少阳之枢：少阳是经脉名称之一。有阳气减弱的意义。其位置在半表半里，属于太阳和阳明的中间，所以又有"少阳为枢"（《素问·阴阳离合论》）之称，也就是说本经在两个阳经之间起着枢纽的作用。

[5] 乍：刚刚开始。

[6] 妇人伤寒：妇人因月经、妊娠、产后等感受寒邪所发生的疾病。

[7] 昼日明了：白天神志清楚。

[8] 暮则谵语：入暮神识昏乱，语言谬妄。

以吐伤之;一曰胃中之汁,不可以汗伤之;惟俟其经水尽,则血室之血,复生于胃腑水谷之精。必自愈。

　　此为伤寒热入血室、经水适来者,详其症治也。师不出方,盖以热虽入而血未结,其邪必将自解[1],汗之不可,下之不可,无方治之,深于治也。郭白云谓其仍与小柴胡汤[2],或谓宜刺期门,犹是浅一层议论。

　　妇人中风,发热恶寒,当表邪方盛之际,经水适来,盖经水乃冲任厥阴之所主,而冲任厥阴之血,又皆取资于阳明。今得病之期过七日,而至八日,正值阳明主气之期。病邪乘虚而入,邪入于里,则外热除,其脉迟,身凉和,已离表症。惟冲任厥阴俱循胸胁之间,故胸胁满,但满不痛,与大结胸之不按自痛,小结胸之按而始痛分别。究其满甚亦如结胸之状,而且热与血搏,神明内乱,而作谵语者,此为热入血室也,治者握要而图,当刺肝募之期门[3],随其实而取之。何以谓之实邪[4]? 盛则实也。

　　此承本篇第一节,而言中风热入血室之症治也。但第一节言寒热已除而续来,此言寒热方盛而并发;前言经水已来而适断,此言方病经水之适来;前言血结而如疟[5],此言胸胁满如结胸[6];前无谵语,而此有谵语;以此为别。

　　然亦有不在经水适来,与肝膜而为热入血室者,不可不知。阳明病下血谵语者,此为热入血室,其症通身无汗。但头上汗出,当刺期门,随其实而泻之,令通

---

〔1〕邪:泛指一切致病因素。

〔2〕郭白云:宋代医家,名郭雍,字子和(1085—1187?)。祖洛阳,后隐居峡州,游浪于长阳山谷间,故号白云先生。研究《伤寒》折衷于朱肱、庞安时、常器之三家之间,多于极平凡处见精细。著有《伤寒补亡论》二十卷。

〔3〕期门:经穴名。出《伤寒杂病论》。属足厥阴肝经。肝之募穴。故刺之以泻其实而清瘀热。

〔4〕实邪:指亢盛的邪气。《素问·通评虚实论》曰:"邪气盛则实。"

〔5〕如疟:病恶寒发热,好像疟疾,但这种寒热一天发作两三次,与疟疾寒热有一定的发作时间不同,其实不是疟疾,故曰如疟。

〔6〕结胸:病症名。出《伤寒论》。指邪气结于胸中,而出现心下痛,按之硬满的病症。

身濈然汗出者愈[1]。

此言阳明病，亦有热入血室者，不必拘经水之来与断也。但其症下血、头汗出之独异也。盖阳明之热，从气而入血，袭入胞宫[2]，即下血而谵语，不必乘经水之来，而后热邪得以入之。彼为血去，而热乘其虚而后入；此为热入，而血有所迫而自下也。然既入血室，则不以阳明为主，而以冲任厥阴之气不通，故一身无汗；郁而求通，遂于其腑之少阳而达之，故头上汗出。治法亦当刺期门，以泻其实，刺已周身濈然汗出，则阴之闭者亦通，故愈。

妇人咽中帖帖然如有炙脔[3]，吐之不出，吞之不下，俗谓之梅核病[4]。多得于七情郁气，痰凝气阻。以半夏厚朴汤主之。

此为痰气阻塞咽中者，出其方治也。徐忠可云：余治任小乙，咽中每噎塞，咳嗽不出，余以半夏厚朴汤投之即愈。后每复发。细问之，云：夜中灯下，每见晕如团五色，背脊内间酸。其人又壮盛。知其初因受寒，阴气不足，而肝反郁热，甚则结寒微动，挟肾气上冲，咽喉塞噎也。即于此方加大剂枸杞、菊花、丹皮、肉桂，晕乃渐除，而咽中亦愈。故曰：男子间有之，信不诬也[5]。

妇人脏燥[6]，脏属阴，阴虚而火乘之则为燥。不必拘于何脏，而既已成燥，则病症皆同。但见其悲伤欲哭，象如神灵所作，现出心病，又见其数欠善伸[7]，现出肾病，

---

〔1〕濈（jí 及）：连绵不绝貌。

〔2〕胞宫：即子宫。

〔3〕炙脔：即烤肉块。肉切成块名"脔"。

〔4〕梅核病：即梅核气。病名。见《赤水玄珠》卷三。患者自觉咽喉如有梅核堵塞，吞之不下，吐之不出，兼胸脘痞闷，气郁不畅，呃逆恶心等。多由肝郁气滞痰凝，咽部痰气互结所致。见于癔病、慢性咽炎等病。

〔5〕诬（wū 巫）：不真实。

〔6〕妇人脏燥：是一种发作性精神病，以女性患者为多。本证类于癔病，由心肝血虚，兼有情志抑郁，血躁肝急所致。

〔7〕欠：证名。出《灵枢·口问》。又称呵欠、欠伸、呼欠。自觉困乏而伸腰呼气，常发生在过度疲劳时。

所以然者，五志生火〔1〕，动必关心，阴脏既伤，穷必及肾是也。以甘麦大枣汤主之。

此为妇人脏燥而出其方治也。麦者，肝之谷也。其色赤，得火色而入心；其气寒，乘水气而入肾；其味甘，具土味而归脾胃；又合之甘草、大枣之甘，妙能联上、下、水、火之气，而交会于中土也。

妇人吐涎沫〔2〕，上焦有寒饮也。医者不与温散，而反下之，则寒内入，而心下即痞〔3〕，当先治其吐涎沫，以小青龙汤主之；俾外寒内饮除，而涎沫可止，涎沫止后，乃治其痞〔4〕，亦如伤寒表解，乃可攻里之例也。泻心汤主之。

此为吐涎沫与痞兼见，而出先后之方治也。

妇人之病〔5〕，所以异于男子者，以其有月经也。其因月经而致病者，则有三大纲：曰因虚〔6〕，曰积冷〔7〕，曰结气〔8〕。三者，或单病，或兼病，或互病，或相因而为病，或偏胜而为病。病则为诸经水断绝，此妇人之病根也。其曰"诸"者奈何？以经水有多少迟速，及逢期则病，与大崩漏难产之后不来等症，皆可以此例之。无论病之初发，以至病有历年，大抵气不足则生寒，气寒则血亦寒由是冷浸不去，而为积气，著而为不行结，胞门为寒所伤〔9〕，由外而入内，由内而达外。渐至经络凝坚。经水之源头受伤，则

---

〔1〕五志生火：即五志化火。喜、怒、忧、思、恐等各种情志活动失调所变生的火证。情志与气的活动密切相关，长期精神活动过度兴奋或抑郁，使气机紊乱，脏腑真阴亏损，出现烦躁、易怒、头晕、失眠、口苦、胁痛等症，都属于火的表现。

〔2〕吐涎沫：出《金匮要略·呕吐哕下利病脉证并治》。指口中涎多或呕出涎沫。多属饮邪。

〔3〕心下即痞：心下痞，证名。见《伤寒论·辨太阳病脉证并治下》。指胃脘部满闷，按之柔软不痛的症状。

〔4〕痞：是胸腹间气机阻塞不舒的一种自觉症状。有因邪热壅聚的，有因气虚气滞的。若兼有胀满感觉的，则称为"痞满"。

〔5〕妇人之病：当指妇人杂病。

〔6〕虚：谓气虚血少。

〔7〕积冷：谓久积冷气。

〔8〕结气：谓气血郁结。

〔9〕胞门：即子宫口。

【 女科要旨 】

病变无穷矣。然又有上中下之分。其病在上肺胃受之，若客寒而伤近于胃口〔1〕，则为呕吐涎唾〔2〕，或寒久变热，热盛伤肺，则成肺痈〔3〕，其形体之受损则一，而为寒为热，儼若两人之分〔4〕。病若在中肝脾受之，邪气从中盘结，或为绕脐寒疝；或为两胁疼痛，与胞宫之脏相连；此寒之为病也。或邪气郁结为热中〔5〕，热郁与本寒相持，痛在关元，脉现出数热，而身无溃烂与疼痒等疮，其肌肤干燥，状若鱼鳞〔6〕，遇逢交合时著男子，非止女身〔7〕。此热之为病也。所以然者，何义？盖以中者，阴阳之交也。虽胞门为寒伤则一，而中气素寒者，以寒召寒，所谓邪从寒化是也；中气素热者，寒旋变热，所谓邪从热化是也。病若在下肾脏受之也。穷而归肾，症却未多，经候不匀，令阴中掣痛，少腹恶寒；或上引腰脊，下根气冲〔8〕，气冲急痛，膝胫疼烦。盖以肾脉为阴之部，而冲脉与少阴之大络，并起于肾故也。甚则奄忽眩冒〔9〕，状如厥癫〔10〕；所谓阴病者〔11〕，下行极而上也。或有忧惨，悲伤多嗔〔12〕；所谓病在阴，

---

〔1〕客：指侵入人体的病邪。《素问·玉机真脏论》有"寒客于人"，即凡寒之邪侵犯人体而留止于体内之意。

〔2〕涎唾：涎和唾都是口腔内的唾液。涎，俗称口水，比较稀淡，主要有润泽口腔的作用。唾，比较稠黏，主要能帮助消化食物。根据"五脏化液"的理论，涎、唾是分别通过脾和肾的作用所化生，所以有"脾为涎""肾为唾"之说（见《素问·宣明五气篇》）。

〔3〕肺痈：病名。出《金匮要略·肺痿肺痈咳嗽上气病脉证治》。指肺部发生痈疡而咳吐脓血的病症。

〔4〕损分：谓得病之后，形体消瘦，与未病以前，判若两人。

〔5〕热中：即胃中炽热。中，指脾胃。

〔6〕肌若鱼鳞：与肌肤甲错同义。指皮肤粗糙干燥、角化过度，状如鱼鳞甲片一样，交错不平。

〔7〕时著男子，非止女身：意思是说，不论男女均可出现。

〔8〕气冲：又名气街。即小腹部下方、股部上方交界处的鼠蹊部（腹股沟部）。

〔9〕奄（yān 淹）忽眩冒：谓猝然感觉头昏重、眼发黑欲倒。奄，忽然，突然。奄忽，形容时间极快。

〔10〕厥癫：指昏厥癫狂一类的疾病。

〔11〕阴病：①指三阴经的病。②一般虚证、寒证的统称。

〔12〕嗔（chēn 琛）：生气；发怒。谓时常发怒。

则多怒及悲愁不乐也。总而言之曰：此皆带下[1]，非有鬼神[2]。言病在带脉之下为阴，非后人以不可见之鬼神为阴也。久则肌肉削而羸瘦，气不足而脉虚多寒；统计十二癥、九痛、七害、五伤、三痼之三十六病，千变万端；审脉阴阳，虚实紧弦；行其针药，治危得安；其病虽同，脉各异源；导其所异之处，即为探源。子当辨记[3]，勿谓不然。

此言妇人诸病，所以异于男子者，全从经起也。病变不一，因人禀有阴阳、体有强弱、时有久暂而分。起处以三大纲总冒；通节中又分出上、中、下，以尽病变；后以"此皆带下"四字，总结本节之意。至于言脉，百病皆不外阴、阳、虚、实四个字。而又以弦紧为言者，盖经阻之始，大概属寒，即有热症[4]，亦由寒之所变。气急则为弦，寒甚则为紧，示人以二脉为主，而参之兼脉则得耳。

徐灵胎云：古人名妇科谓之带下医[5]，以其病总属于带下也。凡治妇人，必先明冲任之脉。冲脉起于气街，在毛际两旁。并少阴之脉，挟脐上行至胸中而散。任脉起于中极之下，脐下四寸。以上毛际，循腹里，上关元。又云：冲任脉皆起于胞中，上循背里，为经脉之海，此皆血之所从生，而胎之所由系，而带脉为之总束也[6]。学者能明乎带脉之病，则本源洞悉；虽所主之病，千条万绪，可以知其所从起；更合参古人所用之方，而神明

---

〔1〕带下：出《素问·骨空论》。此处泛指妇科病症。
〔2〕非有鬼神：《金匮要略·妇人杂病脉证并治》第八条原文作"各有病因"。
〔3〕子当辨记：学者应辨别清楚。
〔4〕热症：热证，由各种原因引起的阳气亢盛（正气抗邪，反应强盛）的病症。出现一系列热的证候。多见于感染性疾病，以及身体机能代谢活动过度亢盛（阳盛）所产生的疾病。
〔5〕带下医：古代对专门治疗妇产科疾病的医生的一种称谓。最早见于《史记·扁鹊仓公列传》。
〔6〕带脉：奇经八脉之一。见《灵枢·经别》。本脉的病候，《难经·二十九难》曰："带之为病，腹满，腰溶溶若坐水中。"此外也常与妇科疾患有关。

变化之[1]，自不至于浮泛不切之弊矣。

问曰：妇人年五十所，七七之期已过[2]，天癸当竭[3]，地道不通[4]。今病前阴血，下利数十日不止[5]，暮即发热，少腹里急，腹满，手掌烦热，唇口干燥，何也？师曰：前言妇人三十六病，皆病在带脉之下。此病属带下[6]。何以故？曾经半产，瘀血在少腹不去。何以知之？盖以瘀血不去，则新血不生，津液不布。其证唇口干燥，故知之。况暮热、掌心热俱属阴。任主胞胎，冲为血海，二脉皆起于胞宫，而出于会阴，正当少腹部分，冲脉挟脐上行，冲任脉虚，则少腹里急。有干血亦令腹满，其为宿瘀之症无疑。当以温经汤主之。

此承上节，言历年血寒积结胞门之重症，而出其方治也。尤在泾曰：妇人年五十所，天癸已断，而病下利，似非因经所致矣。不知少腹旧有积血，欲行而未得递行，欲止而不能竟止，于是下利窘急，至数十日不止。暮即发热者，血结在阴，阳气至暮不得入于阴，而反浮于外也。少腹里急腹满者，血积不行，亦阴寒在下也。手掌发热，病在阴，掌心亦阴也。唇口干燥，血内瘀者不外荣也。此为瘀血作利，不必治利，但治其瘀而利自止矣。吴萸、桂枝、丹皮，入血散寒而行其瘀；芎、归、芍药、麦冬、阿胶以生新血；人参、甘草、姜、夏以正脾气。盖瘀久者，荣必衰；下多者，脾必伤也。

妇人因经致病，凡三十六种，皆谓之带下，经水因寒而瘀不能如期而利，以致小腹满痛，然既瘀而不行，则前经未畅，所行不及，待后月之正期而先至，故其经一月再见者，以土瓜根散主之。

此为带下而经候不匀、一月再见者，出其方治也。按：土瓜即王瓜也，主驱热行瘀，佐以䗪虫蠕动逐血，桂、芍之调和阴阳，为有制之节。

---

[1] 神明：即神或精神。《素问·灵兰秘典论》曰："心者……神明出焉"，指的是人的精神或思想意识。

[2] 七七之期：指更年期。

[3] 天癸当竭：天癸竭，月经停止，因而也没有生殖能力。

[4] 地道不通：地道，指月经通行的道路。地道不通，即月经停止。

[5] 下利：《医宗金鉴》注"利"为"血"字。

[6] 带下：这里指的是妇科病，即带脉以下的病，不是指白带。

寸口脉轻按弦而重按大，弦则为阳微而递减，大则为外盛而中芤；减则阳不自振，为诸寒，芤则阴不守中，为中虚；寒虚相搏，此名曰革。革脉不易明，以弦减芤虚形容之，则不易明者明矣。凡妇人妊娠及行经，必阴阳相维，而后为无病。今见此脉，则不能安胎而半产不能调经而漏下，以旋复花汤主之。

此为虚寒而半产漏下者，出其方治也。但此方与虚寒之旨不合，或者病源在肝，肝以阴脏，而舍少阳之气，以生化为事，以流行为用；是以虚不可补，解其郁聚即所以补；寒不可温，行其气血即所以温欤。钱氏谓必是错简，半产、漏下，气已下陷[1]，焉有用旋复花以下气之理？二说俱存候商。

妇人陷经[2]，其血漏下不止，其血色黑亦不解，是瘀血不去，新血不生，荣气腐败。然气喜温而恶寒，以胶姜汤主之。

此为陷经而色黑者，出其方治也。方未见。林亿云[3]：想是胶艾汤。《千金》胶艾汤有干姜，似可取用。丹溪谓：经淡为水，紫为热，黑为热极，彼言其变，此言其常也。

妇人少腹满如敦状[4]，盖少腹，胞之室也。胞为血海，有满大之象，是血蓄也[5]。若小便微难而不渴，可知其水亦蓄也[6]。若病作于生产之后者，此为水与血俱结在血室也，宜用水血并攻之法以治，大黄甘遂汤主之。

此为水血并结在血室，而为少腹满、大小便难、口不渴者，出其方治也。

妇人经水久闭不至者，有虚实寒热之可辨也。又有行而不畅者，如一月再见之可征也。

---

〔1〕气已下陷：气陷，是中气不足的进一步发展。

〔2〕陷经：经气下陷、漏血不止之谓。

〔3〕林亿：曾于宋代嘉祐二年（1057年）与掌禹锡修订《嘉祐本草》，共二十卷。

〔4〕敦（duì 对）：是古代盛食物的器具，青铜制。盖和器身都作半圆球形，上下稍锐，中部肥大，各有三足或圈足。流行于战国时期。

〔5〕血蓄：蓄血，病症名。出《伤寒论·辨阳明病脉证并治》。指外感热病，邪热入里，与血相搏，而致瘀热蓄结于内的病症。

〔6〕可知其水亦蓄也：蓄水，即太阳膀胱腑证。是由于发汗后表邪未净而膀胱的气化功能失职，水停下焦所致。

若少腹结痛，大便黑，小便利，明知血欲行而不肯利下，不得以寻常行血导气、调和营卫、补养冲任之法，迂阔不效[1]，径以抵当汤主之。

此为经水不利之属实者[2]，出其方治也。

妇人经水闭而不利，其子脏固有凝滞而成坚癖，又因湿热腐变而为下不止[3]，其凝滞维何？以子脏中有干血，其下不止维何？即湿热腐变。所下之白物，时俗所谓白带是也。宜用外消法，以矾石丸主之[4]。

此为经水闭，由于子脏有干血，得湿热而变成白物者，出其方治也。

妇人六十二种风[5]，腹中血气刺痛，红兰花酒主之[6]。

此为妇人凡有挟风腹中血气刺痛者，出其方治也。言血气者，所以别乎寒疝也。六十二种未详。张隐庵云[7]：红花色赤多汁，生血行血之品也。陶隐居主治胎产血晕[8]，恶血不尽绞痛，胎死腹中。《金匮》红兰花酒

---

〔1〕迂阔：迂远而不切实际。《汉书·王吉传》曰："上以其言迂阔，不甚宠异也。"迂，拘泥固执，不切实际。

〔2〕属实：本条论述经水不和属于瘀结实证的治法。用抵当汤攻其瘀、下其血。

〔3〕脏坚癖不止：谓胞宫内干血坚结不散。

〔4〕矾石丸：为坐药，是局部外治的方法。能止白带，但不能去干血，因此在治疗时，尚须配合消瘀通经的内服药物，以图根除。如阴中有糜烂，本丸则不宜使用。

〔5〕六十二种风：泛指一切风邪病毒而言。

〔6〕红兰花酒：以红兰花治血止痛，酒亦能行血，血行风自灭。红兰花，即红花，中药名。

〔7〕张隐庵：即张志聪。字隐庵。浙江钱塘人。清代医学家。对《内经》《伤寒论》很有研究。著有《素问集注》《灵枢集注》《侣山堂类辨》《本草崇原》《伤寒论宗印》《伤寒论集注》等书。主张用五运六气的道理去研究伤寒、本草。对后世医家影响较大。

〔8〕陶隐居：即陶弘景。字通明，自号华阳隐居。丹阳人。南北朝著名医药学家、道家。在医药方面，把《神农本草经》与《名医别录》的七百三十种药物予以进一步分类注释，合编成《本草经集注》，是《神农本草经》之后我国古代本草学重要文献。另增补了葛洪的《肘后备急方》，称《补阙肘后百一方》。

治妇人六十二种风[1]，又能主治痎疟[2]。临川先生曰[3]：治风先治血，血行风自灭[4]。盖风乃阳邪，血为阴液，此对待之治也。红花捄茎叶且多毛刺[5]，具坚金之象，故能制胜风木。夫男女血气相同，仲祖单治妇人六十二种风者，良有以也。盖妇人有余于气，不足于血；所不足者，乃冲任之脉，散于皮肤肌腠之间，充肤、热肉、生毫毛；男子上唇口而生髭须[6]，女人月事以时下，故多未足也。花性上行，花开散蔓，主生皮肤间散血，能资妇人之不足，故主治妇人之风。盖血虚则皮血之腠理不密[7]，而易于生风也。此血主冲任，故专治胎产恶血。《灵枢经》云：饮酒者，卫气先行皮肤，故用酒煎，以助药性，症邪亦伏于膜原之腠理间[8]，故能引其外出。夫血有行于经络中者，有散于皮肤外者，而所主之药亦各不同，如当归、地黄、茜草之类，主养脉内之血者也；红兰花主生脉外之血者也；川芎、芍药、丹皮、红曲之类，又内外之兼剂也。学者能体认先圣用药之深心，思过半矣。

妇人腹中诸疾痛，当归芍药散主之。

此为妇人腹中诸疾痛而出其方治也。寒、热、虚、实、气、食等邪，

〔1〕《金匮》：即《金匮要略·妇人杂病脉证并治》第十六条。

〔2〕痎（jiē 皆）疟：疟疾古代统称痎疟，以寒战、壮热、出汗、定期发作为特征。

〔3〕临川先生：当指宋代医家陈自明。因其为江西临川人，故称。

〔4〕治风先治血，血行风自灭：是治疗血脉不和、风湿流窜经络的方法。应用祛风通络、行血养血的药物，能治疗血脉不和，使血脉流通，滞留的风邪也随之消除，故称之。

〔5〕捄（jū 居，又读 jiū 鸠）：以手揪聚。《诗·大雅·绵》曰："捄之陾陾。"红花叶无柄，基部抱茎，边缘具羽状齿裂，齿端有尖刺，上部叶较小，以数层苞片状围绕头状花序。故称"红花捄茎叶且多毛刺"。

〔6〕髭须：即胡须。

〔7〕皮血之腠理不密："血"字应为"肤"字。作"皮肤之腠理不密"。

〔8〕膜原：又名募原。《素问·举痛论》说："寒气客于肠胃之间，膜原之下。"王冰注"膜，谓膈间之膜；原，谓膈肓之原"。这是指胸膜与膈肌之间的部位。

皆令腹痛，谓可以就此方为加减，非真以此方而统治之也。尤在泾云：妇人以血为主，而血以中气为主[1]。中气者，土气也，土燥不能生物，土湿亦不能生物，芎䓖、芍药滋其血，苓、术、泽泻治其湿，燥湿得宜，而土能生物，疾痛并蠲矣[2]。

妇人腹中痛，小建中汤主之。

此为妇人虚寒里急腹中痛者[3]，出其方治也。

长孙心典按：《伤寒论》云[4]，阳脉涩，阴脉弦，法当腹中急痛，宜小建中汤主之；不瘥，更与小柴胡汤。

问曰：妇人病，饮食如故，烦热不得卧，而反倚息者[5]，何也？师曰：饮食如故者，病不在胃也；烦热者，阳气不化也；倚息不得卧者，水不下行也。此名转胞，不得溺也，以胞系不顺而了戾，故致此病，但无并症。但当利其小便，则胞中之气，使之下行气道，斯胞系不了戾而愈，以肾气丸主之。

此为转胞症胞系了戾而不得溺者，出其方治也。了戾与缭戾同，言胞系缭戾而不顺，而胞为之转，胞转则不得溺也。治以此方，补肾则气化，气化则水行而愈矣。然转胞之病，亦不尽此，或中焦脾虚，不能散精归于胞，及上焦肺虚，不能下输布于胞，或胎重压其胞，或忍溺入房，皆能致此，当求其所因而治之也。

妇人阴中寒[6]，宜温其阴中不用内服，止以药纳入，谓之坐药，蛇床子散主之。

---

[1] 中气：通常是指中焦脾胃之气和脾胃等脏腑对饮食的消化运输、升清降浊等生理功能而言，但有时单指脾气。

[2] 蠲（juān 捐）：祛除。《素问·刺法论》曰："泻盛蠲余。"

[3] 里急：即指腹部坠而似有欲大便之意。

[4] 《伤寒论》云：以下引文见《伤寒论》第一百条。与原文略有出入。

[5] 倚息：不能平卧，须倚床呼吸。

[6] 妇人阴寒：指的是寒湿带下。但条文中只提到阴寒，从药测证，应有带下、腰中重坠、阴内瘙痒、病人自觉阴中冷等症。

此遥承上节令阴掣痛少腹恶寒症，而出其方治也。但寒从阴户所受[1]，不从表出，宜温其受邪之处则愈。蛇床子温以去寒，合白粉燥以除湿[2]，以寒则生湿也。

少阴肾脉滑而数者，滑主湿，数主热，湿热相合，而结于阴分，故令前阴中即生疮，阴中蚀疮烂者[3]，乃经热之盛而生䘌也。以狼牙汤洗之。

此为湿热下流于前阴、阴中生疮蚀烂者，出其方治也。狼牙草味酸苦[4]，除邪热气，疗瘑恶疮，去白虫，故取治之。若无狼牙草，以狼毒代之[5]。

胃气下泄，不从大便为失气[6]，而从前阴吹出而正喧[7]，谓其连续不绝，喧然有声。此谷气之实大便不通故也[8]，以猪膏发煎主之。取其滋润以通大便，则气从大便而出，此通而彼塞也。

● 金匮方一十九首

小柴胡汤方见《伤寒论》。

半夏厚朴汤

半夏一斤　厚朴三两　茯苓四两　生姜五两　苏叶二两

---

[1] 阴户：指妇女的阴道外口。又称产门。

[2] 白粉：即铅粉。

[3] 阴中蚀疮：病名。出《神农本草经》。又名阴疮、阴䘌、䘌疮等。因情志郁火，损伤肝脾，湿热下注，郁蒸生虫，虫蚀阴中所致。症见外阴部溃烂，形成溃疡，脓血淋漓，或痛或痒，肿胀坠痛，多伴有赤白带下，小便淋漓等。本病多见于滴虫性阴道炎、霉菌性阴道炎、外阴白斑等病症。

[4] 狼牙草：中药名。即仙鹤草之别名。出《伪药条辨》。又名脱力草、金顶龙芽。苦、涩、平。入肺、肝、脾经。止血、强壮、消肿。

[5] 狼毒：中药名。出《神农本草经》。别名红狼毒、绵大戟。辛、苦、平；有大毒。入肝、脾经。逐水祛痰，散结止痛，杀虫。多入丸、散用。孕妇忌服。畏密陀僧。

[6] 失气：指从肛门排出之气，即俗称的放屁。也有称为矢气者。

[7] 阴吹：病症名。指从阴道排出气体有声。见《金匮要略·妇人杂病脉证并治》。
正喧：谓其声连续不断。

[8] 谷气之实：指大便秘结。

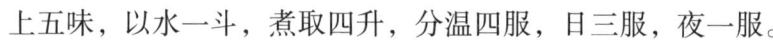

上五味，以水一斗，煮取四升，分温四服，日三服，夜一服。

歌曰：状如炙脔帖咽中，却是痰凝气不通；半夏一升苓四两，五两姜三两厚朴二两苏叶攻。

次男元犀按：方中半夏之降逆，厚朴之顺气，茯苓之化气，人所尽知也。妙在重用生姜之辛，以开其结；佐以苏叶之香，以散其郁；故能治咽中如有炙脔之症。后人变其分两，治胸腹满闷呕逆等症，名为七气汤，以治七情之病。

甘麦大枣汤

甘草三两　小麦一斤　大枣十枚

上三味，以水六升，煮取三升，分温三服。亦补脾气。

歌曰：妇人脏燥欲悲伤，如有神灵太息长[1]；叹，欠伸。小麦一升三两草，十枚大枣力相当。

魏云：世医竞言滋阴养血，抑知阴盛而津愈枯[2]，阳衰而阴愈燥，此方治燥之大法也。

小青龙汤 歌见《伤寒论》。

泻心汤 歌见《伤寒论》。

温经汤

土瓜根散

土瓜根　芍药　桂枝　蟅虫各三分

上四味，杵为散，酒服方寸匕，日三服。

歌曰：带下端由瘀血停，不能如期而至，以致少腹满痛。月间再见既瘀而不行，则前经未畅所行，不及待后月正期而至，故一月再见。不循经；经，常也，言不循常期也。蟅瓜桂芍均相等，调协阴阳守典型。

---

〔1〕太息：即深呼吸，与叹气同义，但以呼气为主。

〔2〕阴盛：阴寒过盛之意。一般表现为机能衰退。《素问·调经论》所说"阴盛则内寒"，即指机能衰退所出现的内寒证。

次男元犀按：方中桂枝通阳，芍药行阴，阴阳和则经之本正矣；土瓜根驱热行瘀，䗪虫蠕动逐血，治其本而不遗其末。无一而非先圣之典型。

旋复花汤

旋复花三两　葱十四茎　新绛少许

上三味，以水三升，煎取一升，顿服之。

长孙心典禀按：旋复花咸温下气，新绛和血，葱叶通阳。此方原治肝气著滞之病，于此症只示其意，不可泥其方，故前贤疑此方之错简。

胶姜汤方未见。或云即是干姜、阿胶二味煎服，《千金》胶艾汤中有干姜，亦可取用。

大黄甘遂汤

大黄四两　甘遂　阿胶各二两

上三味，以水三升，煎取二升，顿服，其血当下。

歌曰：少腹敦形敦，音对。古器也。《周礼》[1]："磬以乘血[2]，敦以乘食。"少腹高起之状相似也。少腹，胞之室也。胞为血海，其满大为蓄血也。小水难，小水难而不渴，亦蓄血也。水同瘀血两弥漫；结在血室。大黄四两遂胶二，顿服瘀行病自安。

次男元犀按：方中大黄攻血蓄，甘遂攻水蓄。妙得阿胶，本清济之水[3]，伏行地中，历千里而发于古东阿县之井[4]，此方取其以水行水之义也。《内经》谓：济水内合于心，用黑驴皮煎造成胶，以黑属于肾，水能济火，火

---

[1]《周礼》：亦称《周官》或《周官经》。儒家经典之一。搜集周王室官制和战国时代各国制度，添附儒家政治理想，增减排比而成的汇编。全书共有《天官冢宰》《地官司徒》《春官宗伯》《夏官司马》《秋官司寇》《冬官司空》等六篇。

[2]磬（qìng 庆）：古代一种乐器，通常是用石头做的，像个扁长的横牌子，中腰是弯的，挂起来敲打。

[3]清济之水：古水名。即清水和济水。东汉初平二年（191年），袁绍屯兵朝歌清水口，即此水入河之口，名称清水；济水自巨野泽北纳汶以下的别名。

[4]古东阿县：古时的山东东阿县。用东阿县的阿井水与驴皮煎熬成胶，称阿胶。

熄而血自生。此方取其以补为通之义也，然而甘遂似当减半用之。

抵当汤歌见《伤寒论》。师云：妇人经水不利下，此主脉症并实者；否则，当养其冲任之源，不可攻下。

矾石丸

矾石三分，烧　杏仁一分，去皮尖

上二味，末之，炼蜜为丸，如枣核大，内脏中^[1]，剧者再内之。

歌曰：经凝成癥闭而坚，白物时流岂偶然^[2]？蓄泄不时，胞宫生湿，湿反生热，所积之血，转为湿热所腐，而白物时时自下。矾石用三分杏一分，纳时病去不迁延。

烧矾，驱湿热，且涩能固脱；佐以杏仁之苦润，去其干血。一外纳之方，亦兼顾不遗，可知古法之密。

红兰花酒

红兰花一两

上一味，酒一大升，煮减半，顿服一半，未止再服。

歌曰：六十二风义未详，腹中刺痛势彷徨^[3]；治风先要行其血，一两红兰花酒煮尝。

张隐庵注解甚详，不再释。

当归芍药散方见《胎前》。

小建中汤歌见《伤寒论》。方意在挟脾以生血，不全恃四物之类也。

肾气丸

干地黄八两　山药　山茱萸各四两　茯苓　丹皮　泽泻各三两　桂枝
附子泡，各一两

上八味，末之，炼蜜和丸，梧子大，酒下十五丸，加至二十丸，日再服。

歌曰：小水不通病转胞，胞由气主一言包；胞之内外空虚，有气充塞、方不游移，其系自正；气虚则胞无所主，其系或致反戾，其溺必难矣。萸薯四两桂附一两，丹泽

---

〔1〕内脏中：指纳入阴道内。

〔2〕白物：即白带。

〔3〕彷徨：徘徊。《国语·吴语》曰："王亲独行，屏营傍偟于山林之中。"

苓三地八两教。

此方妙在大补肾气，肾气足则胞正，胞正则系正，系正则小便不利而利矣。

蛇床子散

蛇床子一味，末之，以白粉少许和合相得，如枣大，绵裹纳之，自然温。

狼牙汤

狼牙三两

以水四升，煮取半升，以绵缠箸如茧[1]，浸汤，沥阴中，日四遍。

歌曰：胞寒外候见阴中寒，纳入蛇床佐粉安；此温胞益阳外治之善法，为肾气丸之佐也。更有阴中疮蜃烂者，乃湿热不洁，而生蜃也。狼牙三两洗何难？除湿热，杀虫。如无狼牙草，以狼毒代之。

膏发煎

猪膏半斤　乱发[2]如鸡子大、三枚

上二味，和膏中煎之，发消药成，分再服，病从小便出。《千金》云：太医校尉史脱家婢，黄病服此，胃中燥粪下，便差，神效。

歌曰：阴吹症起大便坚，古有猪膏八两传；乱发三丸鸡子大，发消药熟始停煎。

门人问曰：妇人杂病繁多，非笔楮所能尽[3]，《伤寒论》《金匮要略》二书，何一而非妇科之法治乎？然而业此者绝少，通儒未免以集隘未全为议，请于《金匮》外而续补之，何如？

曰：不能续也，不必续也。尔欲续，吾且徇尔续之[4]。各家近道之言可录者少，今择数条于下。究竟仁者见之谓之仁，知者见之谓之知，善读书者自知之，而修园不赘也。

---

〔1〕箸（zhù 住）：筷子。

〔2〕乱发：即头发。

〔3〕楮（chǔ 楚）：纸张。

〔4〕徇：告诉。

陈良甫曰：妇人冲任二脉，为经脉之海，外循经络，内荣脏腑。若阴阳和平，则经下依时；如劳伤不能约制[1]，忽然暴下，甚则昏闷。若寸脉微迟，为寒在上焦，则吐血、衄血；尺脉微迟，为寒在下焦，则崩血、便血。法当调补脾胃为主。修园按：理中汤为要药。

李东垣曰：圣人治病，必本四时升降浮沉之理[2]。经漏不止，是前阴之气血已下脱[3]；水泻不止，是后阴之气血又下陷[4]。后阴者，主有形之物；前阴者，精气之门户；前后二阴俱下，是病人周身之气常行。秋冬之令，主肃杀收藏，人身中阳气上浮，杀气上行，则阳生阴长，春夏是也。既病则周身气血皆不生长，杀气不升，前虽属热，下焦久脱，已化为寒，久沉久降，寒湿大胜，当急救之。泻寒以热，除湿以燥，大升大举，以助生长，补养气血，不致偏枯。圣人立治法云：湿气大胜，以所胜平之，当调和胃气而滋元气；如不止，用风药以胜湿，此是谓也。

陈良甫曰：妇人血崩心痛，名曰杀血心痛，由心脾血虚也。若小产去血过多而心痛者，亦虚也。用乌鲗鱼骨炒为末，醋汤调下失笑散亦效。

武叔卿曰：鹿茸丸治经血过多，其色瘀黑，甚者崩下，呼吸少气，脐腹冷极，则汗如雨，两尺脉微细，由冲任虚衰，为风冷客胞中，气不能固，可灸关元百壮。夫丹溪以紫黑色为热，此言瘀黑者，乃下焦气寒，血凝而黑，各有治法。然女子气海在上[5]，血海在下[6]，故下焦温而后气升血行。如鹿茸以血成形，由气而长，血随气上而成角，故入血分以生升。又以附子、

---

[1] 劳伤：属内伤病症。又名劳倦。多因七情内伤，起居不节，劳伤脾气，气衰火旺所致。故见困乏懒言，动则喘乏，表热自汗，心烦不安等症。

[2] 四时：即春、夏、秋、冬四季，其中，夏季的第三个月（农历六月），又称为长夏。　升降浮沉：是指药物作用的趋向而言。

[3] 前阴：又称下阴。是男、女外生殖器及尿道的总称。

[4] 后阴：即肛门部。

[5] 气海：四海之一。指膻中。

[6] 血海：指冲脉，其为十二经脉所汇聚的地方。

艾叶佐而温之，以赤石脂、禹余粮镇而固之，柏叶清之，归、地、续断补之，诚下元虚寒之全方也。不加人参岂无意焉？而灸关元之意可想矣。

武叔卿曰：血虚须兼补气，譬之血犹水也，气犹堤也；堤坚则水不横决，气固则血不妄行，自然之理也。

武叔卿曰：五灵脂散，治血崩不止，不拘多少，炒令烟尽，研末，以当归酒或童便调下三钱。一名抽刀散，治产后恶血，心腹痛不可忍，其效如神，真急救之良方也。人家不可不备。并治蛇、蝎、蜈蚣咬，涂伤处立愈。

张子和曰：妇人带下，《圣惠方》与《巢氏》二家之说皆非也[1]。夫治病当先识经络，人身大经有十二[2]，奇经有八脉[3]，十二经与八脉，通身往来。经络共二十道，上下流走环周，昼夜不息。然此十二经，上下周流者，止十九道耳。惟带脉起少腹季胁之端，乃章门穴也，环周一身，络腰而过，如束带之于身。《难经》云：带之为病，溶溶如坐井中。冲任者，是经脉之海也，循腹胁，夹脑旁，传流于气冲，属于带脉，络于督脉。督脉者，起于关元穴。任脉者，女子养胎孕之所。督乃是督领妇入经脉之海也。冲、任、督三脉，同起而异行，一源而三岐，皆络于带脉。冲、任、督三脉，皆统于篡户[4]，循阴器，行庭孔、溺孔上端。冲、任、督三脉，以带脉束之，因余经上下往来，遗热于带脉之间，客热抑郁[5]。热者血也，

---

[1]《圣惠方》：即《太平圣惠方》。医书。简称《圣惠方》。一百卷。刊于992年。本书是北宋翰林医官院在广泛收集民间效方的基础上吸取了北宋以前的各种医方书内容，由王怀隐等人集体编写而成。内容包括诊法、用药法、脏腑病、伤寒、内科杂病、外科、妇人病等。 《巢氏》：即巢元方《诸病源候论》。又称《巢氏病源》。

[2] 大经有十二：指手足三阴三阳十二正经。是体内气血运行的主要通路。

[3] 奇经：是人体经脉的一类，其中包括任脉、督脉、冲泳、带脉、阳维脉、阴维脉、阳跷脉、阴跷脉共八条经脉，所以又称奇经八脉。

[4] 篡：即会阴。又名下极、屏翳。在外生殖器的后方、肛门前方的部位。

[5] 客热：即邪热。邪气侵袭人体犹如客人，人体正气犹如主人，凡外邪袭入人体现发热的症状，叫客热。

血积多日不流，从金之化而为白，乘少腹冤热[1]，白物满溢，随溲而下[2]，绵绵不绝，是为白带。多不痛，或有痛者，因壅碍而成也。《经》曰：少腹寒热，溲出白液冤者，屈滞也。病非本经，为他经冤郁而成，此疾皆从湿热治之。遗热于小肠，从金代而为白，与治痢同法。赤白痢乃邪热入于大肠[3]，赤白带是邪热传于小肠[4]，故治二症，不可骤用峻热药燥之。燥之则内水涸，内水涸必烦渴，烦渴则小便不利，小便不利则足肿面浮，渐至不起。治法先以导水禹功泻之，次以淡剂降心火、益肾水、下小溲、利水道则愈矣。

张子和曰：赤白痢者，是邪热入于大肠，下广肠[5]，出赤白也。带下者，传于小肠，入脬经[6]，下赤白也。据此二症，皆可同以治湿之法治之。

方约之曰：带脉总束诸脉，使不妄行，如人束带而前垂也。妇人多郁怒伤肝，肝属木，脾属土，肝邪乘脾，则土受伤而有湿，湿生热，热则流通，故滑浊之物渗入膀胱，从小便而出。古人作湿寒，用辛温药则非矣！丹溪作湿热，用苦温药为是。不知用苦寒正治也，用辛温从治也[7]。如湿热拂郁于内，腹痛带下，非辛温从治，能开散之乎？若少腹不痛，上下赤白带者，虽有湿热，而气不郁结，用苦寒治之为当也。

吴梅坡治赤白带下，用自制十六味保元汤，骨碎补、贯众（去毛）三

---

〔1〕冤热：冤，烦闷，郁闷，苦闷。《素问·玉机真藏论》曰："少腹冤热。"即少腹烦冤作热，热而烦闷之意。

〔2〕溲：指排泄小便。

〔3〕赤白痢：病名。《素问》有"注下赤白""泄注赤白"等名称。指下痢黏冻脓血，赤白相杂。

〔4〕赤白带：指妇女从阴道淋沥不断地流出色红而黏浊似血非血的分泌物，而杂有白色的，称赤白带。

〔5〕广肠：指直肠。

〔6〕脬经：即膀胱经。

〔7〕从治：即采取顺从疾病假象的治法。语出《素问·至真要大论》。所谓"逆者正治，从者反治"。

钱，杜仲、小茴香（盐水炒）各一钱五分，人参、巴戟各二钱，黄芪、当归、山药、独活、莲蕊须各一钱，石斛、升麻、茯苓各七分，甘草六分，黄柏八分，桂圆肉二枚。又方用六龙固本丸，山药、巴戟肉、山茱肉各四两，川楝子、补骨脂、青盐三钱，汤泡。人参、莲肉、黄芪各二两，小茴香、川芎、木瓜各一两。

张潞玉曰：冲为血海，即是血室。冲脉得热则迫血下行，男子亦有是症，不独妇人也。

《金匮要略·水气篇》云：问病有血分水分，何也？师曰：经水前断，后病水，名曰血分，此病为难治；先病水，后断经水，名曰水分，此病易治。何以故？去水，其经自下也。

汪石山曰：凡经先断而后病水，少阴脉沉而滑，沉则在里，滑则为实，沉滑相搏，血结胞门，为血分难治。若先病水，而后病经断，少阳脉牢，少阴脉细，男子小便不利，妇人经水不通，经通则为血，不利则为水，名水分易治。此因脾肺虚冷，不能通调水道，下输膀胱，渗泄之令不行，生化之气不转。

东垣云：水饮留积[1]，若土在雨中则为泥，得和气暖日，水湿去而万物自生长。用加减肾气丸，归脾汤，六君子加木香、炮姜、肉桂。

---

〔1〕水饮：是脏腑病理变化过程中的渗出液。水和饮的区别是，稀而清者为水，稀而黏者为饮。名异实同，故常水饮并称。

外　科

外科书向无善本[1]，无怪业此者只讲内消[2]、内托[3]、内补、艾灸[4]、神照[5]、针砭、围药[6]、熏洗、开口、收口诸小技，儒者薄之而不言，所以愈趋而愈下也。余少年遇险逆之症，凡外科咸束手而无策者，必寻出一条大生路，为之调理，十中可愈六七。非有他术，盖从《伤寒论》中体认十二经之经气标本，而神明乎三百九十七法，一百一十三方之中也。今于女科杂病后，又附外科四症，以示其概。

● 眼目

眼科书分为七十二症，类皆不切之陈言，各家从而敷衍之，陈陈相因[7]，

---

〔1〕善本：凡书籍精加校勘、错误较少者，称为善本。
〔2〕内消：外科消法，外科治疮疡内服药的三大治法之一。是运用消散的药物，使初起尚未化脓的肿疡得到消散的方法。
〔3〕内托：托法，外科治疮疡内服药三大治法之一。是运用补益气血的药物，扶助正气，托毒外出，以免毒邪内陷的方法。
〔4〕艾灸：是点燃由艾叶等药物制成的艾炷或艾卷，刺激人体体表部位，以达到治疗目的的方法。
〔5〕神照：即神灯照法，又名烟熏法，为外治法之一。系将药研成细末，以棉纸裹药搓捻、油浸，用时燃点烟熏患处。
〔6〕围药：外科治法之一。见《太平圣惠方》。又名贴熁、敷贴、箍围药、敷药。根据病情选药，研为细粉，分别选用醋、酒、菊花汁、银花露或油类等调敷患处四周。
〔7〕陈陈相因：《史记·平准书》曰："太仓之粟、陈陈相因，充溢露积于外，至腐败不可食。"这是说太仓里的粮食，逐年增加，陈粮加陈粮，以至腐败不可食。后以因袭旧套，没有革新和创造为"陈陈相因"。

曷其有极乎[1]？所以有目不医不盲之诮也[2]。而妇人眼病，与男子颇殊，当以补养肾水，以济冲、任、胞门、血海之血，以目得血而能视也。又肝开窍于目，女子善怀，每多忧郁，五郁皆属于肝，又当以疏肝解郁之药佐之。余"新定"二方，面面周到。

新定开瞽神方[3]

芜蔚子隔纸烘　元参酒浸，各八两　香附为末，以人乳拌五次　柴胡酒拌烘，各四两　泽泻酒拌，烘　防风黄芪汁拌　白菊花各三两

上为末，炼蜜为丸，如梧桐子大，每服三钱，菊花汤送下。

又附方：枸杞子一斤（去蒂，并干燥者不用），取羊胆十个（泻汁；用冬蜜十两、山泉水一斤搅匀，将枸杞浸一宿，蒸半炷香），晒干，又浸又蒸，以汁干为度。收藏密贮，勿泄气。每早晚各吞三钱，以桑叶汤送下。

● 瘰疬

瘰疬者，颈上项侧结聚成核，累累相连。或生于胸胁之间，重者形如马刀，更重者聚成一片，坚硬如铁，俗名铁板疬，必死。凡疬，多起于耳之前后，乃少阴之部位也。女子善怀，每多忧郁，宜逍遥散加贝母、夏枯草、牡蛎、瓜蒌子、青皮之类常服；虚者加味归脾汤最妙。必须灸肩髃二穴、曲池二穴、命门一穴、气海一穴、足三里二穴，方能除根。又取大虾蟆一个[4]，去肠洗净，复于疬上，以艾如大豆样，灸虾蟆皮上，至热气透疬，再灸别处；如虾蟆皮焦，移易灸之。三五日灸一次，熏者三次可愈。服消

---

〔1〕曷其有极乎：什么时候才能有个终了呢？
〔2〕诮（qiào 俏）：说人错处；讽刺。
〔3〕瞽（gǔ 古）：瞎眼。《庄子·逍遥游》曰："瞽者无以与乎文章之观。"
〔4〕大虾蟆：即蟾蜍。中药名。出《名医别录》。别名癞蛤蟆、干蟾。辛，凉；有毒。解毒消肿、止痛、利尿。

病汤：瓜蒌一个（捣），甘草汁三钱，皂角一片（去弦子）〔1〕，大黄三钱，五味子一岁一粒，水煎服。下秽物愈〔2〕，未下再服。常服丸方：元参（蒸）、牡蛎（醋煮）、川贝母各半斤，为末，以夏枯草二斤，长流水（熬膏）半碗，入熟蜜为丸，如梧桐子大，每服三钱，一日两服，开水送下。此症忌刀针及敷溃烂之药。有丹方用羚羊角（以磁片刮下为末，或用旧明角琉璃刮下为末尤良），每斤入贝母四两，全蝎三两，蜜丸，空腹服三钱。外用皂角入鲫鱼腹中，煅灰存性，蜜和醋调涂，无不应效。

● 乳痈、乳岩　附：乳缩、乳卸

《经》云：乳头属足厥阴肝经，乳房属足阳明胃经。若乳房忽然肿痛，数日之外，焮肿而溃，稠脓涌出，脓尽而愈，此属肝胃热毒〔3〕、血气壅滞所致，名曰乳痈〔4〕，犹为易治。若乳岩者，初起内结小核如棋子，不赤不痛，积久渐大崩溃，形如熟榴，内溃深洞，脓水淋漓，有巉岩之势〔5〕，故名曰乳岩〔6〕，此属脾肺郁结，血气亏损，最为难治。乳痈初起，若服

---

〔1〕皂角：又名皂荚。中药名。出《神农本草经》。为豆科植物皂荚的果实。辛，温；有小毒。开窍、祛痰、通便、消肿。　弦子：即皂角刺。皂角刺形如钉子，故俗名为天丁。

〔2〕秽物：形容病人污秽的排泄物。

〔3〕热毒：火毒，指火热病邪郁结成毒。在各科病症中，尤其外科的一些疮疡肿毒的形成和发展往往与火毒有关。如疔疮、丹毒、热疖等。

〔4〕乳痈：病名。出《肘后方》。又名吹乳、妒乳、吹奶。多因肝气郁结，胃热壅滞而成。

〔5〕巉（chán　缠）：山势又险又直的样子。　岩：因疮面高低不平状如岩石，故名。

〔6〕乳岩：病名。出《丹溪心法》。又名石榴翻花发、乳粟。类似乳腺癌。多见于中年以上妇女。初起乳房中结成小核，质地坚硬，推之能动，不痛不痒，不红不热。渐渐长大，推之不移，乳头内陷。若皮色紫褐，上布血丝，是将溃的现象。溃后疮口边缘不齐，或高突如莲蓬，或中间凹陷似岩穴，流臭秽血水，疼痛剧烈。多由肝气郁结、经络受阻、气滞血瘀、结毒不散所致。

人参败毒散，瓜蒌散加忍冬藤、白芷、青橘皮、生芪、当归、红花之类，敷以香附饼，即见消散；如已成脓，则以神仙太乙膏贴之，吸尽脓水自愈矣。乳岩初起，若用加味逍遥散、加味归脾汤二方间服，亦可内消。及其病势已成，虽有卢扁，亦难为力。但当确服前方，补养气血，纵未脱体，亦可延生。周季芝云：乳痈、乳岩结硬未溃，以活鲫鱼同天生山药捣烂，入麝香少许，涂块上，觉痒勿搔动，隔衣轻轻揉之，以七日一涂，旋涂旋消；若用行血破气之剂，是速其危也。更有乳缩症，乳头缩收肉内，此肝经受寒，气敛不舒，宜当归补血汤加干姜、肉桂、白芷、防风、木通之类主之。又有乳卸症，乳头拖下，长一二尺，此肝经风热发泄也，用小柴胡汤加羌活、防风主之；外用羌活、防风、白蔹火烧熏之；仍以蓖麻子四十九粒、麝香一分，研极烂涂顶心，俟至乳收上，急洗去。此系属怪症，妇人盛怒者多得之，不可不识。

瓜蒌散

瓜蒌一个　明乳香二钱

酒煎服。

香附饼　敷乳痈，即时消散；一切痈肿，皆可敷。

香附细末，净一两　麝香二分

上二味研，以蒲公英二两，煎酒去渣，以酒调药，炖热敷患处。

神仙太乙膏　治一切痈疽，不问脓之成否，并宜贴之。

元参　白芷　当归　肉桂　生地　赤芍　大黄各一两　黄丹十二两，炒筛

上药用麻油二斤，内诸药煎黑，滤去滓；复将油入锅，熬至滴水成珠，入黄丹十二两再熬，滴水中，看其硬软得中，即成膏矣。如软，再加黄丹数钱。

加味逍遥散　治肝经郁火，颈生瘰疬，并胸胁胀痛；或作寒热，甚至肝木生风，眩晕振摇；或咬牙发痉诸症。《经》云：木郁则达之，是也。

北柴胡　茯苓　当归　天生术　甘草　白芍　牡丹皮　山栀炒黑，各一钱　薄荷五分　老生姜一片

清水煎。

● 附：妇人阴挺论[1]

阴挺证，坊刻《外科》论之颇详，大抵不外湿热下注为病[2]。薛立斋以补中益气汤、加味逍遥散、六味地黄丸、知柏八味丸为主，以当归芦荟丸、龙胆泻肝汤之类为辅，可谓高人一著，而治之无一效，何也？盖为前人湿热二字误之也。余在籍时，医道颇许可于人，治疗三十七载，阅历不为不多，而阴挺症久未一见，意者古人用心周到，不过所闻而备其病名乎？迨至辛酉[3]，以县令发直候补[4]，公余之顷，时亦兼理斯道，方知直隶妇女，十中患此病者约有三四。甚者突出一二寸及三四寸，大如指，或大如拳，其形如蛇、如瓜、如香菌、如虾蟆不一；或出血水不断，或干枯不润，或痛痒，或顽麻者，以致经水渐闭、面黄少食、羸瘦、咳嗽、吐血而寒热往来、自汗盗汗，病成劳伤而死。轻者但觉阴中滞碍，而无其形，或有形亦不甚显，无甚痛害。若经水匀适，尚能生育，时医名之曰㿻[5]，又名吃血劳。所用之药，均无一效；或用刀割，一时稍愈，旋且更甚。余常按前人之法而治之，亦未见效。未知何故？余读《内经》《金匮》《千金》等书，及各家秘藏等本，寻其言外之旨，而参以所见所闻，颇有所悟。

〔1〕阴挺：病名。妇科常见病之一。相当于子宫脱垂、阴道壁膨出等病。又有阴脱、阴下脱、阴菌、茄子疾等名。《诸病源候论》指出本病由于“胞络伤损，子脏虚冷，气下冲则令阴挺出，谓之下脱。亦有因产而用力偃气，而阴下脱者”。常见于多产妇女。临床以气虚下陷或肾气不足较为多见。

〔2〕湿热下注：下焦湿热，指湿热注于下焦的病理。临床可见于多种疾病，如湿热泄泻、淋浊、阴痒、带下等。

〔3〕辛酉：即1801年。

〔4〕候补：清官制，没有补授实缺的官员，在吏部再汇列呈请分发的官员名单，根据职位、资格、班次、每月抽签一次，分发到某一部或某一省，听候委用，称为候补。

〔5〕㿻（fān 番）：病名。《温病条辨》曰：“近日北人名之曰㿻。”

因知此症，南人不患，即偶有之，治亦易愈；北人亦常患，治皆罔效[1]，自有其故。盖以南人之阴挺，由于病变，书有其方，按法多效；北人之阴挺，由于气习，病象虽同，而病源则异，所以弗效。其云：气习奈何？北俗日坐湿地，夜卧土坑，寒湿渐积，固不待言。男子劳动而散泄，妇人则静而常佚[2]，至春夏以及长夏，湿得暑气之蒸上腾，有如蒸饭，妇人值经水之适来，血海空虚，虚则善受，且终日坐于湿地，而勤女红，土得人气而渐干，湿随人气而内入，即《金匮》胞门伤寒之义。更有甚者，长夏干土，得雨之后，则土中之虫无不蠕动，一闻血腥之气，虫头上仰，嘘吸其气[3]。虫为阴类，血为阴汁，以阴从阴，毒气并之，即为阴挺之病根。推而言之，即不坐湿地，凡妇人不用便桶，蹲于厕中而便溺，厕中为污秽幽隐之处，更多湿虫之潜伏，其毒气皆能随其腥血之气而上乘之也。余家山中，每见小儿坐于湿地，多患阴茎肿胀，或作痛痒，俗谓蚯蚓吹也。治者揭开鸭嘴含之，以鸭喜食蚓也。或以花椒白矾汤洗之，以椒能胜寒，矾能除湿也。知此而阴挺之病根，更了如指掌矣。医者不察其由，止按成方以施治，无怪病日增剧。更有一种渔利之徒，以下水消肿攻毒之峻药，为丸内服；又以蟾酥[4]、硼砂、芒硝、麝香、雄黄、冰片、阿魏、白砒之类外敷[5]，为害更烈，余所以不忍默然而坐视也。余于此治之，初患者以五苓散料，加蜀椒、黄柏、小茴、附子、沙参、川芎、红花之类，蜜丸，每服四钱，一日两服；外以花椒、苦参、苍术、槐花煎汤，入芒硝熏洗；又以飞矾六

---

〔1〕罔效：无效。罔，没有，无。

〔2〕佚：散失。

〔3〕嘘：慢慢把气由嘴里送出来。

〔4〕蟾酥：中药名。出《本草衍义》。别名哈蟆酥。为蟾蜍的耳后腺及皮肤腺所分泌的白色浆液，经加工而成。解毒，消肿，强心，止痛。孕妇忌服用。

〔5〕白砒：即砒石。中药名。出《开宝重定本草》。别名人言、信砒，信石。为天然的砷华矿石，或为毒砂、雄黄等含砷矿石的加工制品。辛、酸，大热；有大毒。杀虫，蚀疮去腐，平喘化痰，截疟。

两，铜绿四钱[1]，五味子、雄黄各五钱，桃仁一两，共为细末，炼蜜为丸，每重四钱，雄黄为衣，纳入阴中，奇效。或久而成劳，经水不利，以温经汤、肾气丸主之。而龟板、鳖甲、蒺藜之类，随症出入加减，亦有愈者，笔楮难尽。惟于《金匮·妇人杂病》，及全部中属词此事，得其一言一字，以启悟机，断无不治之证矣。

---

[1] 铜绿：中药名。出《本草纲目》。别名铜青。为铜器表面经二氧化碳或醋酸作用后生成的绿色锈衣。酸、涩，平；有大毒。退翳，去腐，杀虫。

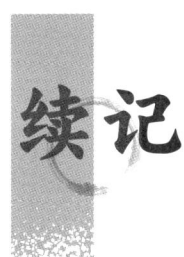
续记

傅廉访观察清河时[1]，其弟南安，寄来慎修（修园又号慎修）医书两卷、《东皋四书》文八卷[2]，披阅不倦。题句云："东皋制艺慎修医书[3]，万顷汪洋孰望涯[4]？"辛酉，余到直候补，叨识于牝牡元黄之外[5]，此一时之盛事也，亦彼时之仅事也。日者奉委赴热河，禀辞甫出[6]，又传入署。

----

〔1〕傅廉访：指傅鼐，字重庵（1758—1811）。清顺天宛平人，原籍浙江山阴人。吏员出身，乾隆末历任知县、同知。后累官湖南按察使。廉访，清代对按察使的尊称。因之代有肃政廉访使，与按察使略同。　清河：县名。

〔2〕《东皋四书》：即东皋子集，别集名。唐王绩（字无功，号东皋子）作，其友吕才编。原集五卷，已佚。传本疑出后人所辑。今有影印明钞本三卷。凡赋一卷、谢一卷、文一卷。附校勘记一卷。

〔3〕东皋制艺：东皋（1639—1695），明末僧人。初名兆隐，别号东皋。俗姓蒋，名兴畴，号心越，浙江浦阳人。1671年隐居杭州永福寺。1677年应长崎兴福寺明僧澄一之邀赴日，说法之余，讲授琴艺、书画之术，对中国琴学艺术传播日本有重要影响。门人集其传谱，成《东皋琴谱》，有多种辑本，我国存有1717年一卷刊本及用和文注音抄本（原无书名），前者收十五曲，后者收三十七曲，谱均附歌词，指法简易，其中有《扶桑操》，为东皋所作。

〔4〕万顷汪洋孰望涯：象万顷的汪洋大海，谁能望得到边？言东皋、修园文章意境博大宏深。孰，谁。涯，边际，极限。

〔5〕叨识于牝牡（pìn　聘）元黄：粗略懂得些治病的道理和方法。叨识，叨光认识。牝牡，雌性和雄性。元黄，即玄黄（清代因避圣祖玄烨之讳，改"玄"作"元"），指疾病。《尔雅·释诂》曰："虺颓、玄黄……病也。"

〔6〕禀：承受。旧时下对上报告。

曰：雅著数种，俱经抄录，详加评点，但集中阙妇人阴挺一症，此症北方最多，亦最险逆而难治，必不可阙。若到热河办公，公余当续补之。余答以近日医过两人获效之故，差次繁冗之中〔1〕，尚恐立论弗详，不如即于寓中，走笔书之。书成呈阅，一阅一击节〔2〕。又问曰：闻二十年前患此者少，自此地种产甘薯，妇人食之，多生此疮，盖以疮形与甘薯相仿也。余曰：此一想当然语，其实不然。甘薯始自闽省，俗名地瓜，性同山药，而甘味过之。闽自福清以南及漳、泉二府滨海处，以此作饭，终身不生他病。《本草从新》谓其"补脾胃，驱湿热，养气血，长肌肉"〔3〕。海滨人多寿，皆食此物之故。《金薯谱》极赞其功。闽人治下痢〔4〕，以白蜜同煎〔5〕，食之甚效；妇人患赤白带，用此法亦效。可知其利湿热之功尤巨也。鄙意以甘薯堪为阴挺证之专药。盖以阴挺之本，不离于湿，而此为探本之治；阴挺之形突出如瓜，而此为象形之治。患此者，令其如法服药敷药之外，又以此物代饭，其效当必更速。观察曰：善！请附于前著之后，以补千古之阙，并折一时之疑，洵大方便之一事〔6〕。

---

〔1〕差（cī 疵）次繁冗：指政务繁忙。差次，分别等级班次。《汉书·高后记》曰："今欲差次列侯功，以定朝位。"繁冗，繁忙，繁杂。

〔2〕击节：节，一种乐器。击节，调节乐曲。后也用其他器物或拍掌来替代，即点拍，并用以形容对别人诗文或艺术等的赞赏。

〔3〕《本草从新》：药书。十八卷。清代吴仪洛撰。刊于1757年。本书鉴于《本草备要》内容不够完备，并有错误，遂予补订，编成此书。

〔4〕下痢：下利，是古人对痢疾与泄泻的统称。出《伤寒论》与《金匮要略》。

〔5〕白蜜：即蜂蜜。

〔6〕洵：诚然；实在。